Brooker
Person-zentriert pflegen

Verlag Hans Huber
Programmbereich Pflege

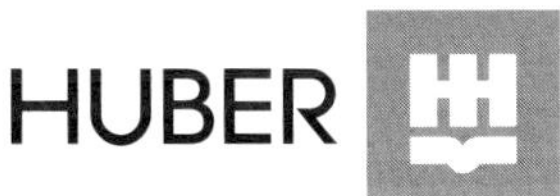

Bücher aus verwandten Sachgebieten:

Altenpflege/Gerontologische Pflege/ Langzeitpflege

Bölicke et al.
Ressourcen erhalten
Reihe: Gemeinsam für ein besseres Leben mit Demenz
2007. ISBN 978-3-456-84394-0

Borker
Nahrungsverweigerung in der Pflege
Eine deskriptiv-analytische Studie
2002. ISBN 978-3-456-83624-9

Bowlby Sifton
Das Demenz-Buch
Ein «Wegbegleiter» für Angehörige und Pflegende
2007. ISBN 978-3-456-84416-9

Buchholz/Schürenberg
Lebensbegleitung alter Menschen
Basale Stimulation in der Pflege alter Menschen
2., vollst. überarb. und erw. Auflage
2005. ISBN 978-3-456-84111-3

Hafner/Meier
Geriatrische Krankheitslehre
Teil I: Psychiatrische und neurologische Syndrome
4., vollst. überarb. und erw. Auflage
2005. ISBN 978-3-456-84204-2

Heeg et al.
Technische Unterstützung
Reihe: Gemeinsam für ein besseres Leben mit Demenz
2007. ISBN 978-3-456-84396-4

Innes (Hrsg.)
Die Dementia Care Mapping Methode (DCM)
2007. ISBN 978-3-456-84040-6

Kitwood
Demenz
Der person-zentrierte Ansatz im Umgang mit verwirrten Menschen
4. Auflage
2005. ISBN 978-3-456-84215-8

Klessmann
Wenn Eltern Kinder werden und doch die Eltern bleiben
6., durch ein neues Vorwort erg. Aufl.
2006. ISBN 978-3-456-84364-3

Kostrzewa
Palliative Pflege von Menschen mit Demenz
2007. ISBN 978-3-456-84459-6

Mace/Rabins
Der 36-Stunden-Tag
5. vollst. überarb., erw. u. akt. Auflage
2001. ISBN 978-3-456-83486-3

Martin/Schelling (Hrsg.)
Demenz in Schlüsselbegriffen
2005. ISBN 978-3-456-84191-5

Petzold et al.
Ethik und Recht
Reihe: Gemeinsam für ein besseres Leben mit Demenz
2007. ISBN 978-3-456-84398-8

Plemper et al.
Gemeinsam betreuen
Reihe: Gemeinsam für ein besseres Leben mit Demenz
2007. ISBN 978-3-456-84393-3

Richter/Richter
Alzheimer in der Praxis
2004. ISBN 978-3-456-84020-8

Robert Bosch Stiftung (Hrsg.)
Gemeinsam für ein besseres Leben mit Demenz – Gesamtausgabe
Reihe: Gemeinsam für ein besseres Leben mit Demenz
2007. ISBN 978-3-456-84413-8

Rückert et al.
Ernährung bei Demenz
Reihe: Gemeinsam für ein besseres Leben mit Demenz
2007. ISBN 978-3-456-84397-1

Sachweh
«Noch ein Löffelchen?»
Spurenlesen im Sprachdschungel. Kommunikation und Verständigung mit demenzkranken Menschen
2008. ISBN 978-3-456-84546-3

Sulser
Ausdrucksmalen für Menschen mit Demenz
2007. ISBN 978-3-456-84378-0

van der Kooij
«Ein Lächeln im Vorübergehen»
Erlebensorientierte Altenpflege mit Hilfe der Mäeutik
2007. ISBN 978-3-456-84379-7

Wißmann et al.
Demenzkranken begegnen
Reihe: Gemeinsam für ein besseres Leben mit Demenz
2007. ISBN 978-3-456-84395-7

Dawn Brooker

Person-zentriert pflegen

Das VIPS-Modell zur Pflege und Betreuung von Menschen mit einer Demenz

Aus dem Englischen übersetzt von Gabriele Kreutzner

Deutschsprachige Ausgabe herausgegeben von Christian Müller-Hergl und Detlef Rüsing

Verlag Hans Huber

Dawn Brooker. PhD (University of Birmingham), Cpsychol.
Professorin für die Praxis und Erforschung der Versorgung von Menschen mit Demenz im Rahmen der Bradford Dementia Group, Universität Bradford.
E-Mail: d.j.brooker@bradford.ac.uk
Internet: www.brad.ac.uk

Christian Müller-Hergl (dt. Hrsg.). DCM-Trainer, DCM Strategic Lead Germany, Dialogzentrum Demenz, Institut für Pflegewissenschaft, Universität Witten-Herdecke, In Via Akademie, Meinwerk-Institut.
E-Mail: Christian.Mueller-Hergl@uni-wh.de

Detlef Rüsing (dt. Hrsg.). Pflegewissenschaftler (BScN, MScN), Altenpfleger,
Leiter Dialogzentrum Demenz, Institut für Pflegewissenschaft, Universität Witten/Herdecke, DCM-Trainer und Herausgeber der Zeitschrift «pflegen: Demenz».
E-Mail: druesing@t-online.de
Webseite: www.pflegen-mit-wissen.de

Lektorat: Jürgen Georg, Margret Adler, Bianca Hilker
Übersetzung: Dr. Gabriele Kreutzer, Fellbach
Herstellung: Daniel Berger
Titelillustration: pinx., Design-Büro, Wiesbaden
Umschlag: Atelier Mühlberg, Basel
Satz: sos-buch, Mainz
Druck und buchbinderische Verarbeitung: AZ Druck und Datentechnik GmbH, Kempten
Printed in Germany

Bibliographische Information der Deutschen Bibliothek
Die Deutsche Bibliothek verzeichnet diese Publikation in der Deutschen Nationalbibliografie; detaillierte bibliografische Angaben sind im Internet unter «http://dnb.d-nb.de» abrufbar.

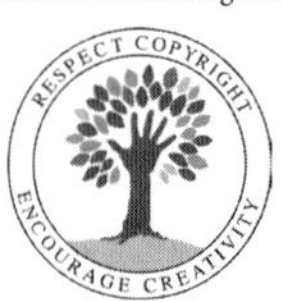

Anregungen und Zuschriften bitte an:
Verlag Hans Huber
Lektorat Pflege
z. Hd. Jürgen Georg
Länggass-Strasse 76
CH-3000 Bern 9
Tel: 0041 (0)31 300 4500
Fax: 0041 (0)31 300 4593
E-Mail: juergen.georg@hanshuber.com
Internet: www.verlag.hanshuber.com

Das vorliegende Buch ist eine Übersetzung aus dem Englischen.
Der Originaltitel lautet «person centred dementia care» von Dawn Brooker.

1. Auflage 2008

ISBN 978-3-456-84500-5

Inhaltsverzeichnis

Geleitwort der deutschen Herausgeber

Das Vereinigte Königreich (UK) hat den person-zentrierten Ansatz in der Arbeit mit Menschen mit Demenz in einer nationalen Leitlinie, also staatlich festgeschrieben. Ungefähr zehn Jahre nach dem Erscheinen von Tom Kitwoods *Dementia Reconsidered* (deutsch: Demenz – Der personzentrierte Ansatz im Umgang mit verwirrten Menschen) hat sich dieser Ansatz dort in den Leitbildern von Diensten, Einrichtungen, aber auch in der Forschung und politischen Zielsetzung in Breite und Tiefe verwurzelt. Die dazu gehörige Landschaft von Interventionen, Milieus, technischen Hilfen, flexiblen und integrierten Angeboten ist sehr viel reicher und bunter geworden – und dies nicht nur im Königreich, sondern quer durch Europa. Grundlegende Neuerungen in diesem Feld sind immer weniger zu erwarten; das Interesse richtet sich zur Zeit u.a. auf das person-zentrierte und pflegerische Assessment von Menschen mit Demenz *(Single Assessment)*, auf den flexiblen und kombinierten Einsatz vieler therapeutischer und methodischer Ansätze (emotions-orientierte Pflege), auf die Problematik des Effektivitätsnachweises und der Beforschung solcher Multi-Komponenten-Interventionen und -Programme, auf klienten- und familienorientierte Formen der Qualitätsentwicklung. Als die wohl größte Herausforderung in diesem Feld kann aber die Implementierungsfrage gelten: Wie kann unter vermutlich anhaltenden Pauperitätsbedingungen der Versorgung von Menschen mit Demenz und deren Familien ein person-zentrierter Ansatz in der Versorgungslandschaft greifen? Wie kann die wachsende Kluft zwischen Erkenntnissen und Möglichkeiten auf der einen und den eher abnehmenden Ressourcen auf der anderen Seite konstruktiv überbrückt werden? Wie reflektieren wir die Erfahrung, dass person-zentrierte Pflege trotz des guten Willens aller Beteiligten nur allzu oft scheitert und die damit verbundenen Prozesse in der Regel sehr viel weniger «erbringen» als man sich erhofft hat? Damit ist ein weiter thematischer Bogen von der Aus-, Fort und Weiterbildung, der Organisations- und Personalentwicklung, den personellen Voraussetzungen bei Mitarbeitern und Management, der Problematik im Umgang mit den in verregelten Programmen sozialer Systeme verdichteten gesellschaftlichen Erwartungen und Anforderungen angesprochen.

Das Buch von Brooker ist auf eine Situation hin geschrieben, die zwar person-zentrierte Orientierung auf allen Ebenen voraussetzt, sich zugleich aber bewusst ist, dass trotz aller Entwicklungen und Bemühungen person-zentrierte Pflege nur vereinzelt gelingt und in ihrem Bestand jederzeit hoch gefährdet ist. Im Hintergrund macht sich die Autorin Gedanken über Tendenzen zur «Designer-emotionalität» und *«double think»,* die nach außen einen person-zentrierten Jargon pflegt, nach innen aber weitgehend funktionsorientiert und emotional distanziert arbeitet. Ausgehend von einer originellen Systematisierung, Verschränkung und Zuordnung verschiedener Hinsichten (respectus) auf den Gegenstand person-zentrierter Pflege ergeben sich verschiedene, sich ergänzende Ansichten (aspectus) desselben: eine einseitige Betonung der empathischen Perspektivenübernahme führt zu vielen Einsichten ohne Handlungsansätze, eine Fixierung auf die individuellen Bedürfnisse oft zu einer Einschränkung der Wahrnehmung derselben auf die im «Leistungskatalog» vorgesehenen Möglichkeiten. Personzentriertheit ist vielschichtig und erfordert Flexibilität nicht nur in Bezug auf den Klienten.

Die vier Hinsichten person-zentrierter Pflege (Wertebasis, individuelle Bedürfnisse, Perspektivenübernahme, soziales Milieu) dienen dann als Reflexionsfolie für die eigene Praxis. Das Buch ist also eine Handreichung für die systematische Reflexion des institutionellen Entwicklungsstandes eines Dienstes oder einer Einrichtung in Bezug auf ihre Personzentriertheit. Genau hierin liegt auch die Stärke und bisherige Einzigartigkeit des Buches auf dem deutschen Markt. Um den Grad person-zentrierter Arbeit in der Betreuung Demenzerkrankter zu erfassen und zu befördern, genügt es eben nicht «nur» darzustellen, was person-zentrierte Pflege sein kann. Es gilt zunächst, die richtigen Fragen zu stellen. Mit diesen kann es dann gelingen, Organisations-, Leitungs- und Mitarbeiterebene zur Reflexion eigenen Handelns anzuregen, ohne Ihnen eine einfache, scheinbar standardisierbare Lösung «überzustülpen». Brooker bietet mit vielen Fallbeispielen, Erklärungen und den passenden – teils simplen und gleichzeitig entwaffnenden Fragen eine großartige Handreichung zur Eigenentwicklung und befindet sich damit in guter «Rogerianischer Tradition». Dies macht sie exzellent, ohne dabei anklagend und verschreckend zu sein.

Vielleicht kann man sich auf die Lektüre des Buches gut einstellen mit dem Gedanken: Selbst wenn wir all diese Dinge wüssten, durchaus mit einem hohen Grad empirischer Evidenz, kann person-zentrierte Pflege nicht «gemacht», hergestellt, erzwungen werden. Dieses beinhaltet – neben vielen anderen, teilweise machbaren, teilweise schicksalsbedingten Faktoren – einen fortlaufenden Prozess der Bestimmung des eigenen und der kollektiven Entwicklungsprozesse, also eine Achtsamkeit auf sich selbst. Person-zentrierte Arbeit beginnt mit der Wahrnehmung der eigenen Person im Kontakt mit anderen. Dafür ist eine Aufmerksamkeit und Wachheit für verschiedene Arbeitsebenen notwendig, für welche dieses Buch einen Gliederungsvorschlag vorgibt. Damit wird es möglich, im regelmäßigen Turnus eine Ist-Soll-Abgleichung, eine Stärken-Schwäche-Analyse und damit konkrete Zieldimensionen zu erarbeiten. Denn diese Arbeit, am nächsten kleinen, aber möglichen Schritt, bildet für Pflegende und Leitende die zunächst einzig offene Option, die sie haben. Damit offenbart das VIPS-Instrument eine ähnliche Methodik wie das DCM-Verfahren, von dem in dem Buch oft die Rede ist.

Aller Unterschiede in der Entwicklung zwischen dem Vereinigten Königreich und Deutschland eingedenk kann das vorgestellte VIPS-Instrument nach Einschätzung der Herausgeber auch im deutschen Sprachraum im Zusammenhang von Strategieprozessen verwendet werden. Versuche mit Vorläuferversionen der hier vorliegenden Fassung wurden auch in Deutschland vereinzelt mit Erfolg eingesetzt, um unterschiedliche Einschätzungen verschiedener Arbeitsbereiche (Wohnbereiche) oder/und hierarchischer Ebenen in Einrichtungen zu erarbeiten. Auch im Rahmen einer Vorabeinschätzung, ob eine Einrichtung bereit ist, das DCM-Verfahren zu implementieren, fand das VIPS-Instrument Verwendung. Natürlich handelt es sich bei diesen Einschätzungen immer um subjektive oder kollektive Konstrukte im Sinne subjektiver Theorien. Dabei wurde bislang zweierlei deutlich: mit zunehmender Distanz zum unmittelbaren Arbeitsgeschehen wird dasselbe kritischer bewertet; je erfahrener und wissender die Einschätzenden, desto kritischer fallen die Beurteilungen aus. Dies gilt allerdings nicht uneingeschränkt: durchaus gibt es Bereiche mit hohen VIPS-Einschätzungen, die bei DCM-Befundungen mit beeindruckenden Resultaten glänzen konnten. VIPS und DCM korrelieren miteinander als Instrumente der Selbst- und der Fremdeinschätzung. Zusammen können sie den Entwicklungsprozess einer Einrichtung oder eines Dienstes positiv unterstützen. – Es wird spannend sein, von unterschiedlichen Erfahrungen in der Anwendung des Instrumentes Kenntnis zu erhalten.

Allerdings wird auch das Dilemma von Brookers Buch deutlich: Die guten Inhalte dieses Buches werden vor allem die erreichen, die bereits gewillt sind, sich den gestellten Fragen und der damit verbundenen Selbstreflexion zu stellen. Diejenigen, die mit den Inhalten und insbesondere der dahinter stehenden Haltung nichts anzufangen wissen, wird dieses Buch in seiner Erstauflage sicher nicht erreichen, da sie es schlichtweg nicht zur Hand nehmen werden. Bleibt uns als Herausgebern also zu hoffen, dass diese Handreichung «infektiös» wirkt und von den geneigten Lesern auf deren Weg durch Organisationen/Institutionen genutzt wird, um in unterschiedlichen Settings die richtigen Fragen zu stellen und damit zu bewegen.

Bei der Arbeit am Text wurde der Versuch unternommen, Begriffe und Verhältnisse aus dem Vereinigten Königreich zu erläutern, ohne umfassende Abhandlungen zu verfassen. Nach Möglichkeit wurde auf Literatur oder Websites hingewiesen, die dem interessierten Leser weitere Hintergründe erschließen. Für Rückmeldungen dazu, ob uns diese Gradwanderung gelungen ist, sind wird dankbar.

Christian Müller-Hergl
Detlef Rüsing

Danksagung

Dieses Buch trage ich seit Jahren in Gedanken mit mir herum. Es ist durch zahlreiche Diskussionen mit vielen Menschen geformt worden – Familienmitgliedern, Klienten und meinen Kollegen aus dem Fachgebiet Demenzpflege. Das Fundament wurde in meiner Zeit als klinische Psychologin in einem multi-disziplinären Team in Birmingham gelegt, dessen Mitglieder im Rückblick als der damaligen Zeit weit voraus erscheinen; ich möchte an dieser Stelle stellvertretend Hilary Nissenbaum, Carole Dinshaw, Jan Oyebode, Claire Crawley und Paul Pyke nennen. Im Lauf der Jahre haben dann eine ganze Reihe klinischer Psychologen, die mit alten Menschen arbeiten – insbesondere Bob Woods, Linda Clare, Esme Moniz-Cook, Mike Bender, Rik Cheston, Graham Stokes, Polly Kaiser, Nicky Bradbury und Ian James – das Grundgestein zur Entwicklung der in Birmingham initiierten Ideen geliefert.

Derjenige, der mir – zunächst durch seine Veröffentlichungen und später als mein Mentor – am meisten dabei geholfen hat, aus der schwierigen Materie halbwegs klug zu werden, war ohne Zweifel der verstorbene Tom Kitwood. Ohne Tom würde es dieses Buch schlicht nicht geben. Tom gab mir eine Übersichtkarte, die letztlich zu vielen Jahren der Arbeit in der Bradford Dementia Group geführt hat. Dort hat Murna Downs sichergestellt, dass das Buch tatsächlich geschrieben wurde; ihre Editierarbeiten und klugen Ratschläge waren von unschätzbarem Wert. Meine anderen Kollegen und Freunde in Bradford haben unterwegs viele Gedanken und Ideen beigesteuert und freundlicherweise auch die Räumlichkeit für mein Schreiben zur Verfügung gestellt – Claire Surr, Paul Edwards, Caroline Baker, Hazel May und Jean Martin waren ständige Begleiter des Schreibprozesses. Auch Errollyn Bruce und Ruth Bartlett haben mir einen Teil der so dringend nötigen Inspiration geschenkt. Christine Brydens Buch war mir sowohl Inspiration als auch Bestätigung. Caroline Baker habe ich besonders dafür zu danken, dass sie auf die Zusammenhänge zwischen Christines Text und unseren Gedanken über die positive Arbeit an der Person aufmerksam gemacht hat. Die größere Gemeinschaft der DCM (Dementia Care Mapping) Trainer und Praktiker – Lisa Heller, Jane Fossey, Tracy Packer, Elizabeth Barnett, Tessa Perrin, Tracey Lintern, Eva Bonde-Nielsen, Yutaka Mizuno, Christian Müller-Hergl, Roseann Kasayka und Virginia Moore – haben mein Denken auf mannigfaltige Weise beeinflusst.

All den vielen Menschen und Einrichtungen, die mir so großzügig Rückmeldung zu frühen Versionen des VIPS-Instruments gegeben haben, ist es zu verdanken, wenn sich das Instrument tatsächlich als praxistauglich erweist. Meine Arbeit mit Praktikern beim *ExtraCare Charitable Trust* und erst kürzlich mit einer äußerst engagierten Gruppe bei der *Commission for Social Care Inspection* hat mein Denken ohne jeden Zweifel geschärft und, wie ich hoffe, das Ergebnis praktikabler gemacht.

Zum Schluss danke ich meinen beiden großartigen Männern – Ehemann und Sohn – und meiner Mutter dafür, dass sie Verständnis für meinen Zwang aufgebracht haben, all dies niederschreiben zu müssen.

Teil 1
Aufschlüsseln, was unter person-zentrierter Pflege zu verstehen ist

1 Was ist person-zentrierte Pflege?

Wenn man im Vereinigten Königreich einen Blick auf das wirft, was man gemeinhin die «Pflegeszene» nennt, so stößt man in Richtlinien, Fortbildungskursen, Leitbildern, Instrumenten zur Pflegeplanung, Stellenbeschreibungen und Protokollen fast immer auf einen Verweis auf person-zentrierte Pflege.[1] Dies gilt in ganz besonderem Maße für Pflege- und Betreuungsangebote für Menschen, die mit einer Demenz leben. Wie es scheint, muss jede auf die Pflege von Menschen mit Demenz[2] bezogene Initiative Anspruch darauf erheben, «pc» (*person-centred*/ person-zentriert) zu sein, um als «PC» *(politically correct*/politisch korrekt) zu gelten. Und doch laufen viele von uns mit dem unbehaglichen Gefühl herum, dass es sich zwar so anhört, als sei in der Pflege alles zum Besten bestellt, während wir tagtäglich vor allem in Einrichtungen der Langzeitpflege erleben, dass die Betreuung von Menschen mit Demenz alles andere als person-zentriert ist.

1.1 Die grundlegenden Elemente person-zentrierter Pflege: VIPS

Häufig gebrauchte Begriffe haben die Tendenz, für unterschiedliche Menschen in unterschiedlichen Zusammenhängen Unterschiedliches zu bedeuten. Der Begriff person-zentrierte Pflege macht da keine Ausnahme. Meine Diskussionen mit Pflegepraktikern, Forschern, Menschen mit Demenz und deren Angehörigen

1 In diesem Buch wird der englische Begriff care und caregiving zumeist mit «Pflege» und «Pflegen» übersetzt. Dabei ist den Herausgebern und der Übersetzerin bewusst, dass der Begriff «Kümmern» geeigneter wäre, beim Leser aber Irritationen auslösen könnte. Caring oder Kümmern beschreibt immer die umfassende, Verantwortung übernehmende Sorgehaltung für einen Menschen und darf nicht funktional eingegrenzt verstanden werden. (Anm. d. Herausgeber und d. Übersetzerin)

2 Der englische Begriff dementia care wird hier in der Regel mit «Pflege von Menschen mit Demenz» übersetzt. Dies umfasst neben physischer Pflege ebenso betreuende und beschäftigende Tätigkeiten. (Anm. d. Herausgeber und d. Übersetzerin)

zeigen, dass die Konzepte einer person-zentrierten Pflege und Betreuung weder leicht zu verstehen noch einfach zu formulieren sind. Manche verstehen darunter eine auf das Individuum zugeschnittene Pflege; andere sehen sie als eine Wertebasis. Die einen begreifen person-zentrierte Pflege als eine Zusammenstellung von Methoden und Herangehensweisen, derer man sich im Umgang mit Menschen mit Demenz bedient; andere fassen sie als phänomenologische Sichtweise und als Mittel der Kommunikation auf.

Eine einfache und klare Definition person-zentrierter Pflege gibt es also nicht. Im Zusammenhang mit Menschen mit Demenz ist person-zentrierte Pflege zu einem Sammelbegriff geworden und jede Definition muss dies in Rechnung stellen. Dabei kann die Sammlung der eingeschlossenen Elemente derart umfangreich werden, dass die Definition sowohl ihren Fokus als auch ihr klares Profil einbüßt.

Vor ein paar Jahren wurde ich gebeten, einen Überblicksartikel zur person-zentrierten Pflege zu schreiben. Was mir bei der Durchsicht der Literatur sehr schnell ins Auge fiel war, dass es keine einzelne allgemein anerkannte Definition des häufig benutzten Begriffs «person-zentrierte Pflege» gibt. Das Durcharbeiten der großen Anzahl von Werken über person-zentrierte Pflege brachte mich zu der Einsicht, dass eine dem heutigen Stand der Dinge entsprechende Definition person-zentrierter Pflege vier wesentliche Elemente beschreibt (Brooker 2004):

1. Den Wert von Menschen mit Demenz einschließlich derer, die sie begleiten, anerkennen; für ihre Rechte und Ansprüche als Bürgerinnen und Bürger ungeachtet ihres Alters oder ihrer kognitiven Beeinträchtigung eintreten.
2. Menschen als Individuen behandeln; die Tatsache anerkennen, dass jeder Mensch mit einer dementiellen Erkrankung hinsichtlich seiner Geschichte und Persönlichkeit, seiner körperlichen und geistigen Gesundheit sowie seiner sozialen und ökonomischen Ressourcen einzigartig ist und dass diese unverwechselbaren Züge die Reaktion dieses Menschen auf die neurologische Beeinträchtigung beeinflussen.
3. Die Welt aus dem Blickwinkel der Person mit Demenz betrachten; die Erkenntnis, dass die Erfahrung jeder Person ihre eigene psychische Gültigkeit hat, dass Menschen mit Demenz aus ihrer eigenen Erfahrung heraus handeln und dass Empathie mit dieser Sichtweise der Welt ihr eigenes therapeutisches Potential besitzt.
4. Die Erkenntnis, dass jegliches menschliches Leben, einschließlich des Lebens von Menschen mit einer Demenz, in Beziehungen wurzelt und dass Menschen mit Demenz eine besondere soziale Umgebung benötigen, die ihre Beeinträchtigung auffängt und Möglichkeiten persönlichen Wachstums fördert.

Person-zentrierte Pflege umfasst vier zentrale Elemente, von denen jedes einzelne von verschiedenen Autoren als das Kennzeichen person-zentrierter Pflege schlechthin beschrieben wurde. Es handelt sich um die folgenden Elemente:

V *Value base* – eine Wertebasis, die den bedingungslosen Wert eines jeden menschlichen Lebens geltend macht – unabhängig vom Alter oder der kognitiven Fähigkeiten eines Menschen

I *Individualized* – ein individualisierter Pflegeansatz, der die Einzigartigkeit jedes Einzelnen anerkennt

P *Perspective* – die Welt aus der Perspektive der Adressaten der pflegerischen Bemühungen betrachten

S *Social environment* – eine soziale Umgebung zur Verfügung stellen, die den psychischen Bedürfnissen von Menschen mit Demenz nachkommt

Ich habe die vier Teile «Elemente einer person-zentrierten Pflege» genannt. Damit wird anerkannt, dass sie unabhängig voneinander existieren können und dies tatsächlich auch tun. Zusammengefügt definieren die vier Elemente die leistungsstarke Kultur des person-zentrierten Pflege-Ansatzes. In Anlehnung an die Art und Weise, in der Professor Tom Kitwood komplexe Ideen in Form von Gleichungen dargestellt hat, lässt sich dies auch folgendermaßen ausdrücken:

PZP (person-zentierte Pflege) = V + I + P + S

Diese Gleichung räumt keinem Element Vorrang vor einem anderen ein – sie alle tragen in gleicher Weise zu dem bei, was person-zentrierte Pflege ausmacht. Und natürlich steht das Akronym VIPS auch für *Very Important Persons,* was in sehr anschaulicher Weise das Ergebnis einer person-zentrierten Pflege für Menschen mit Demenz bezeichnet.

In diesem einführenden Kapitel werde ich einen Blick auf die Ursprünge person-zentrierter Pflege und das rasche Anwachsen all jener Pflegeprozesse und Instrumente werfen, die inzwischen unter diesem Etikett firmieren. Der restliche Teil des Buches befasst sich dann mit der Frage, wie die vier Elemente person-zentrierter Pflege in der Praxis aussehen. Nur wenn wir das, was wir unter person-zentrierter Pflege verstehen, absolut klar und eindeutig vor Augen haben, können wir auch etwas darüber sagen, ob die Wirklichkeit mit den schönen Worten Schritt hält.

1.2 Die Ursprünge der person-zentrierten Pflege

Person-zentrierte Pflege geht auf das Werk von Carl Rogers (Rogers 1961) und auf dessen klienten-zentrierte Beratung zurück. Der vor einigen Jahren verstorbene Tom Kitwood, Professor an der Universität Bradford und Begründer der *Bradford Dementia Group,* hat den Begriff «person-zentriert» erstmals im Zusammenhang mit Menschen mit Demenz verwendet. In einem seiner Bücher, das im Jahr seines Todes veröffentlicht wurde (Kitwood 1997a), spricht Kitwood davon, dass er den Begriff «person-zentriert» im Zusammenhang mit Pflege verwendete, um Ideen und Ansätze, mit der gelebten Erfahrung von Menschen mit Demenz zu arbeiten, zusammenzuführen, welche die Bedeutung von Kommunikation und Beziehung unterstreichen. Der Begriff war absichtsvoll gewählt, um direkt auf die von Rogers entwickelte Psychotherapie mit ihrer Betonung von authentischem Kontakt und von Kommunikation zu verweisen.

Die Arbeit von Kitwood war Teil jener Zunahme psychosozialer Ansätze in der Pflege vom Menschen mit Demenz, die sich während der 1980er- und 1990er-Jahre entwickelte. Die Realitätsorientierung (Holden und Woods 1988) war zum einen eine Antwort auf die Notwendigkeit, der dementiell veränderten Person Rückversicherung zu bieten und zum anderen ein Mittel, Desorientierung zu verringern. Die Validationstherapie (Feil 1993) und die Resolutionstherapie (Stokes & Goudie 1990) betonten die Bedeutsamkeit eines Vorgehens, das die Erfahrung der Person mit Demenz zum Ausgangspunkt macht. Arbeiten zur individualisierten Pflegeplanung und zur Valorisation sozialer Rollen mit ihren Wurzeln im Arbeitsfeld der Heil- und Sonderpädagogik fanden im Bereich der Versorgung alter Menschen rasch Anklang. Aufgegriffen wurden diese Ansätze von in diesem Bereich Tätigen, die die Menschen, die sie betreuten, besser verstehen und ihnen Möglichkeiten bieten wollten, ein als wertvoll anerkanntes Leben zu führen.

Die Bewegung für die Rechte behinderter Menschen und die wachsende Unzufriedenheit mit der institutionalisierten Versorgung führten dazu, dass der *King's Fund* (www.kingsfund.org.uk) im Vereinigten Königreich in den 1980er-Jahren verschiedene Leitlinien für die Praxis herausbrachte, die die Rechte von Menschen mit Demenz auf ein möglichst gutes Leben unterstrichen. Das Werk von Steven Sabat (Sabat 1994) hat einen großen Einfluss auf die Vorstellungen von der Wirkung der sozialen Umgebung auf Menschen mit Demenz ausgeübt. Bereits 1985 hatten Joanne Rader und Kollegen (Rader, Doan und Schwab 1985) den Begriff «Agenda-Verhalten» geprägt, um die Zielsuche hervorzuheben, die das Verhalten von Menschen mit Demenz zu einem Großteil antreibt. In den USA ist das *Pioneer Network* seit vielen Jahren darum bemüht, die Pflegekultur in stationären Einrichtungen zu verändern (www.pioneernetwork.net) Die Ideen von Bill Thomas und der Eden Alternative (Thomas 1996) verleihen der Erfahrung der Person mit Demenz eine zentrale Bedeutung, die all jene Ansätze vermissen ließen, die Demenz als eine zu bewältigende Ansammlung von Problemen betrachteten.

Die person-zentrierten Ansätzen zugrunde liegenden Ideen waren also schon eine ganze Weile vorhanden. Aus heutiger Sicht vergisst man leicht, wie radikal diese Ideen waren, als sie erstmals niedergeschrieben wurden. Person-zentrierte Pflege war Teil einer breiteren Bewegung während der letzten Jahrzehnte des 20. Jahrhunderts, die erkannte, dass psychosoziale Ansätze für Menschen mit Demenz hilfreich sein können, dass ihnen Rechte zustehen wie jedem anderen auch und dass sie eine Herausforderung für eine entmenschlichende Versorgungspraxis darstellen, wie es sie bis dato nicht gegeben hatte. Person-zentrierte Pflege umfasst mittlerweile all diese Elemente als eine Art Kurzformel für das, was heutzutage als qualitätsvolle Pflege für Menschen mit Demenz gilt.

1.3 Von Kitwood stammende Themen

Tom Kitwood gab der Praxis person-zentrierter Pflege von Menschen mit Demenz ihre theoretische Fundierung. In den achtziger und neunziger Jahren veröffentlichte er eine nicht abreißende Reihe von Artikeln in renommierten Fachzeitschriften (Kitwood 1987a; 1987b; 1988; 1989; 1990a; 1990b; 1993a; 1993b; 1993c; 1995a; 1995b). Seine dort dargelegten Ideen fasste er in seinem wohl bekanntesten Buch, *Dementia Reconsidered: The Person Comes First* (1997a) zusammen [deutschsprachige Ausgabe: Demenz. Der person-zentrierte Ansatz im Umgang mit verwirrten Menschen].

Tom Kitwood hat ohne Zweifel maßgeblich zur Entwicklung jener Grundpfeiler beigetragen, auf denen die person-zentrierte Pflege heute steht: die Relevanz der Erhaltung des Personseins; das Angereicherte Modell der Demenz, die Erkenntnis von der Macht der malignen, bösartigen Sozialpsychologie; das Bemühen darum, den Standpunkt der Person mit Demenz einzunehmen sowie die Beschreibung einer neuen Pflegekultur sind als Versuche zu werten, person-zentrierte Ansätze auf eine bis dahin nicht existente Art theoretisch zu begründen. Diese Grundpfeiler werden im Folgenden kurz vorgestellt.

1.3.1 Personsein

Kitwood war auch der erste Autor, der den Begriff des Personseins im Zusammenhang mit Menschen mit Demenz verwendete. Er definierte Personsein als:

Stand oder Status, der dem einzelnen Menschen im Kontext von Beziehung und sozialem Sein von anderen verliehen wird. Er impliziert Anerkennung, Respekt und Vertrauen. (Kitwood 1997a; deutsche Ausgabe 2005, S. 27).

Das primäre Ergebnis einer person-zentrierten Pflege für Menschen mit Demenz ist die Erhaltung ihres Personseins angesichts schwindender mentaler Kräfte. Person-zentrierte Pflege geht davon aus, dass Menschen mit Demenz die Fähigkeit besitzen, relatives Wohlbefinden oder Unwohlsein zu erfahren. Ein simplistisches biologisches Modell würde den Ausdruck von Unwohlsein als Zufallserscheinung oder als Symptom der Hirnpathologie interpretieren. Person-zentrierte Pflege geht von der Annahme aus, dass Verhalten bedeutungsvoll ist. Kitwood zufolge sind hochgradig herausfordernde Verhaltensweisen, Stress oder Apathie weit häu figer in solchen Versorgungssettings zu finden, die Personsein nicht unterstützen. Entsprechend erwarten wir, dass in pflegerischen Kontexten, die für das Personsein förderlich sind, ein größeres Maß an Wohlbefinden und sozialem Vertrauen herrscht. Diese Thematik wird in Kapitel 2 aufgegriffen, wenn ich darauf eingehe, welchen Wert die Gesellschaft Menschen mit Demenz generell zugesteht und wie diejenigen, die Pflege- und Betreuungsleistungen bereitstellen, die Wertschätzung der Lebensqualität von Menschen mit Demenz explizit zu ihrer Sache machen müssen, wenn es ihnen tatsächlich darum geht, person-zentrierte Pflege zu bieten.

1.3.2 Das Angereicherte Modell der Demenz

Tom Kitwood hat das Angereicherte Modell der Demenz beschrieben. Damit stellte er die in den achtziger Jahren herrschende Annahme in Frage, dass sich Demenz einfach gemäß dem Grad an zugrunde gegangenem Gehirngewebe verstehen lässt. Kitwood nannte diese Annahme das «Standardparadigma». Im Unterschied dazu erkennt das Angereicherte Modell der Demenz die Vielfalt von Faktoren an, die Einfluss darauf nehmen, wie jemand eine dementielle Erkrankung erlebt. Hierzu zählen u.a. neurologische Beeinträchtigungen, der körperliche Gesundheitszustand, die Biographie und Persönlichkeit des Betroffenen sowie die soziale Umgebung, in dem er oder sie lebt. Zu der Zeit, als Kitwood erstmals über das Angereicherte Modell der Demenz schrieb, ging man davon aus, dass sich nur wenig tun lässt, um neurologische Beeinträchtigungen aufzuhalten. Das Angereicherte Modell eröffnete jedoch die Möglichkeit, Wohlbefinden zu maximieren, indem man sich auf die anderen Dimensionen konzentriert, die die Lebensqualität eines Menschen beeinflussen. Der person-zentrierte Ansatz sieht Demenz als eine Befindlichkeit, die von einer biologischen, einer psychologischen und einer soziologischen (bio-psychosozialen) Perspektive betrachtet werden muss. Er akzentuiert die Erkenntnis, dass das Zusammenspiel all dieser Perspektiven bestimmt, wie eine Person jene Befindlichkeit mit dem Namen Demenz erlebt. Die Thematik der Einzigartigkeit der Erfahrung wird in Kapitel 3 behandelt, wo ich die Notwendigkeit einer individualisierten Pflege diskutiere. Nur eine auf das Individuum abgestimmte Pflege kann sicherstellen, dass den Bedürfnissen eines Menschen mit Demenz tatsächlich person-zentriert nachgekommen wird.

1.3.3 Maligne (Bösartige) Sozialpsychologie (MSP)

Wenn individuelle Bedürfnisse und Rechte keine Berücksichtigung finden, wenn machtvolle negative Empfindungen ignoriert oder entwertet werden und wenn eine wachsende Isolation von menschlichen Beziehungen eintritt, dann wird Personsein unterwandert. Kitwood beschreibt die weit verbreiteten Handlungsweisen, die seiner Beobachtung nach Personsein in Versorgungssettings untergraben und erfand hierfür die Bezeichnung «maligne, bösartige Sozialpsychologie» (MSP) als Sammelbegriff. MSP schließt sämtliche Vorkommnisse ein, in denen Menschen eingeschüchtert oder vom Tempo der sie Betreuenden ausmanövriert werden, wo man nicht auf sie eingeht und sie infantilisiert, ihnen einen Stempel aufdrückt und sie etikettiert, sie verunglimpft, ihnen Schuld zuweist, sie manipuliert, entwertet, zur Machtlosigkeit verurteilt, sich über sie hinwegsetzt, sie unterbricht, zum Objekt macht, stigmatisiert, ignoriert, sie körperlich oder seelisch ausschließt und sie lächerlich macht.

Nur sehr wenige Menschen würden andere absichtlich einer malignen, bösartigen Sozialpsychologie aussetzen. Dennoch geschieht genau dies in der Pflege und Betreuung von Menschen mit Demenz überall auf der Welt mit überraschender Regelmäßigkeit. Die MSP-Liste ist für diejenigen, die im Versorgungsbereich arbeiten, von deprimierender Vertrautheit. Bei vielen Pflegepraktikern stellt sich ein Gefühl der Beklemmung ein, wenn sie erstmals mit dieser Liste konfrontiert werden. Das rührt von der Erkenntnis her, dass die meisten von uns, die einige Jahre in der Pflege von Menschen mit Demenz gearbeitet haben, sich bei der einen oder anderen Gelegenheit eines Großteils der in der Liste verzeichneten Handlungsweisen schuldig gemacht haben.

Kitwood legte sehr viel Wert auf die Feststellung, dass Episoden von MSP nur äußerst selten in böswilliger Absicht geschehen. Vielmehr ist es so, dass derartige Vorfälle in die Pflegekultur eingewoben werden. Sie stellen eine erlernte Reaktion auf Menschen mit Demenz dar. Ebenso, wie man als Neuling in der Pflege lernt, Laken zu falten, lernt man auch, sich in dieser Art zu Menschen mit Demenz zu verhalten. Wenn man die Arbeit in einem Pflegeheim aufnimmt, übernimmt man von Kolleginnen und Kollegen, mit denen man zusammenarbeitet, die dort praktizierte Art der Kommunikation mit dementiell veränderten Menschen. Wenn die dortige Kommunikation davon geprägt ist, dass die alten Menschen infantilisiert werden oder ihnen das Tempo der Pflegeperson aufgenötigt wird, dann wird man diesen Kommunikationsstil übernehmen. Das Bösartige der MSP besteht darin, dass sie am Personsein derjenigen nagt, die ihr ausgesetzt sind und dass sie sich sehr schnell von einem Mitglied des Pflegeteams zum nächsten verbreitet.

Die MSP wurzelt in unseren gesellschaftlichen Werten. In einer Gesellschaft, in der Jugend und intellektuelles Können die höchste Anerkennung genießen, wird Menschen mit einer Demenz kein Wert zuerkannt. Im günstigsten Fall ignoriert man sie einfach; im schlechtesten Fall werden sie offen diskriminiert. Dies ist die generelle Antwort der Gesellschaft auf Menschen mit Demenz und sie ist allzu oft zur Antwort der professionellen Pflege geworden. In Versorgungssettings äußert sich diese mangelnde Wertschätzung als MSP.

Häufige Vorkommnisse von MSP unterwandern Personsein, verringern Wohlbefinden und vergrößern Unwohlsein. Kitwood ging davon aus, dass die aus der MSP resultierende zunehmende Isolation an sich bereits zu einem Funktionsverlust führen kann. Im schlechtesten Fall führt sie bei Menschen mit Demenz zu einer fundamentalen Depersonalisation, was wiederum die Gesellschaft darin bestätigt, diese Menschen als weniger menschlich zu sehen.

In Kapitel 5 kommen wir auf die Auswirkungen der MSP zurück, wenn wir auf die Bedeutsamkeit einer positiven sozialen Umgebung in Pflege- und Betreuungsangeboten für Menschen mit Demenz eingehen.

1.3.4 Der Standpunkt der Person mit Demenz

Eines der wesentlichen Anliegen von Tom Kitwood war das Bemühen, die Erfahrung von Pflege und Betreuung aus Sicht der Person mit Demenz zu verstehen. Vieles von Kitwoods eigenem Verständnis der Demenz rührt daher, dass er sich die Zeit nahm, mit Menschen zu sprechen, die die Erfahrung einer dementiellen Veränderung machten. Außerdem verwendete er viel Zeit darauf, das Leben in Pflegeheimen und in teilstationären Einrichtungen wie beispielsweise der Tagespflege zu beobachten. Seine frühen Versionen des Dementia Care Mapping (DCM) waren ein Versuch, Pflege aus der Perspektive der Person mit Demenz zu beurteilen. (Kitwood und Bredin 1992b). Spätere Versionen betonten den entwicklungsbezogenen Charakter dieser Beurteilungen als treibende Kraft für die Entwicklung einer person-zentrierten Pflege (Bradford Dementia Group 1997, 2005). Kitwood beschrieb DCM als ernsthaften Versuch, «unter Anwendung einer Kombination aus Empathie und Beobachtungsgabe [...] den Standpunkt der Person mit Demenz einzunehmen» (1997a, S. 4).

Die Zentralität einer direkten Auseinandersetzung mit der Erfahrung von Menschen mit Demenz gewann in den 1990er-Jahren nach und nach an Bedeutung. Die Thematik der Perspektive von Menschen mit Demenz wird in Kapitel 4 behandelt, wo ich zu zeigen versuche, dass die Sichtweise der Person mit Demenz der Ausgangspunkt person-zentrierter Pflege sein muss.

1.3.5 Die neue Pflegekultur

Kitwood beschrieb auch den Wechsel von der alten zur neuen Kultur im Hinblick auf die demenzbezogene Pflege (Kitwood und Benson 1995). Viele Punkte, die er als Bestandteil der neuen Kultur diskutierte, werden nun auch unter dem Begriff «person-zentrierte Pflege» gefasst. Die neue Kultur der Pflege umfasst folgende Punkte:

- Das pflegerische Bemühen um Menschen mit Demenz wird als kreative und dynamische Option begriffen und nicht als unqualifizierte Tätigkeit, die keiner tun will.
- Demenz wird als Beeinträchtigung verstanden, mit der zu leben ist, statt als Krankheitsprozess, den es zu «managen» gilt.
- Menschen mit Demenz und diejenigen, die im Alltag für sie sorgen, besitzen eine eigene Art von Expertenwissen, über das es zu berichten gilt und das ebenso wichtig ist wie die Neurowissenschaften.
- Der Grundsatz der Gleichheit aller Menschen gilt ungeachtet kognitiver Leistungsfähigkeit.

- Aufgabe der Pflege ist es, Personsein aufrechtzuerhalten und zu gewährleisten, dass die Einzigartigkeit und Individualität aller ohne Rücksicht auf eine medizinische Diagnose anerkannt wird.
- Problematische Verhaltensweisen werden in erster Linie als Botschaften verstanden, d.h. als Versuche, etwas mitzuteilen.

Zudem wird Pflegearbeit in der neuen Kultur als emotionale Arbeit anerkannt. Daraus folgt auch, dass Pflegende, die für Menschen mit Demenz sorgen, Respekt für ihr eigenes Personsein erfahren müssen, wenn sie gute Arbeit leisten sollen.

1.4 Person-zentrierte Pflege im 21. Jahrhundert

Person-zentrierte Pflege und die Ideen, die sie beeinflussen, entwickeln sich weiter. In vielerlei Hinsicht erscheinen diese Ideen heute nicht mehr als radikal. Die Herausforderung für das neue Jahrhundert besteht darin, sie in die alltägliche Pflegepraxis umzusetzen. In diesem Abschnitt gebe ich einen Überblick über die laufenden Entwicklungen in der person-zentrierten Pflege im Bereich Demenz.

1.4.1 Standards und Benchmarks

Für die person-zentrierte Pflege im Vereinigten Königreich schien das neue Jahrhundert gut zu beginnen. Es ist als Erfolgszeichen zu werten, dass person-zentrierte Pflege inzwischen in sämtliche im Lande geführten Auseinandersetzungen um die Erbringung von Pflege Eingang gefunden hat. Tatsächlich hat dies in einem solchen Maße stattgefunden, dass person-zentrierte Pflege für alte Menschen (nicht nur für Menschen mit Demenz) zum Standard 2 des Nationalen Rahmenplans für soziale Dienstleistungen für alte Menschen (NSF – *National Service Framework for Older People*) wurde, den das Gesundheitsministerium 2001 herausgab (Department of Health 2001a). Beim NSF[3] handelt es sich um einen Zehnjahresplan zur Entwicklung von sozialen und gesundheitsbezogenen Fürsorgeleistungen für alte Menschen.

---

3 Der NSF für ältere Menschen, der dritte seiner Art, stellt einen Zehnjahresplan dar, um Dienstleistungen näher an die Bedürfnisse der Nutzer heranzuführen, um spezialisierte Dienstleistungsangebote zu entwickeln und um den Kulturwandel in der Pflege alter Menschen voranzubringen. Insgesamt ist er Teil einer Strategie, ein faires, hochqualitatives und integriertes Gesundheits- und Versorgungssystem für alte Menschen herbeizuführen. Es werden mehrere nationale (Makro-) Standards beschrieben u.a. bezüglich Anti-Diskriminierung, person-zentrierter Pflege, integrierter Versorgung etc. Der NSF wurde unter Beteiligung von Seniorenschutzbünden, professionell Pflegenden und Forschenden erstellt. Siehe: www.dh.gov.uk/en/Policyandguidance/Healthandsocialcaretopics/DH_4070951. (Anm. der Herausgeber)

Standard 2 des NSF für alte Menschen zur person-zentrierten Pflege

NHS *(National Health Service,* das staatliche Gesundheitssystem, d.Ü.) und die Träger des Gesundheits- und Sozialwesens behandeln ältere Menschen als Individuen und ermöglichen ihnen, eigene Entscheidungen bezüglich ihrer Pflege zu treffen. Dies wird durch den *Single Assessment Prozess*[4], Maßnahmen für eine integrierte Auftragsvergabe sowie eine integrierte Bereitstellung von Dienstleistungsangeboten einschließlich der kommunalen Ausstattung mit medizinisch-technischen Geräten und kontinenzbezogenen Diensten gewährleistet. (Department of Health 2001a, 23)[5]

Im Jahr 2004 wurden sämtliche Organisationen der Gesundheits- und Sozialfürsorge im Vereinigten Königreich um einen Bericht über den erreichten Fortschritt in Bezug auf diesen Standard gebeten. Dieser Bericht konzentrierte sich auf ausgewählte Schwerpunktbereiche: (1) auf das bei der jeweiligen Organisation vorhandene Wissen über die Nutzerinnen und Nutzer ihrer Angebote; (2) auf die Einführung oder Nicht-Einführung umfassender Richtlinien zum Single Assessment Prozess; (3) auf das Vorhandensein von nach Geschlechtern getrennten sanitären Einrichtungen im Krankenhaus; (4) auf die Bereitstellung von Geräten und Vorrichtungen, die Menschen trotz vorhandener gesundheitlicher Beeinträchtigungen den Verbleib in der eigenen Häuslichkeit ermöglichen; (5) auf die Verfügbarkeit kontinenzbezogener Dienste für Menschen in stationären Pflegeeinrichtungen sowie (6) auf die Bereitstellung von Weiterbildungsangeboten für die Pflege in der letzten Lebensphase (*end of life care*) für MitarbeiterInnen in der häuslichen Pflege.

Obwohl all dem Anerkennung gebührt, hat sich person-zentrierte Pflege in diesem Kontext doch sehr weit von der Position Kitwoods entfernt, die den Akzent auf authentische Kommunikation und auf den Wandel der Pflegekulturen setzt. Der NSF-Standard konzentriert sich auf die Interpretation person-zentrierter Pflege als individualisierte Pflege und fokussiert somit einen wesentlichen Aspekt, ohne jedoch das Gesamtbild wiederzugeben. Wenn der NSF-Standard zur person-zentrierten Pflege tatsächlich umgesetzt wird, steht damit immer noch kein Stan-

4 In Deutschland sind im April 2007 die «Rahmenempfehlungen zum Umgang mit herausforderndem Verhalten von Menschen mit Demenz in stationären Alteneinrichtungen» des Bundesgesundheitsministeriums erschienen, in denen eine multidisziplinäre Expertengruppe auf der Basis eines person-zentrierten Verständnisses Eckpunkte einer angemessenen Versorgung beschreibt und direkte Empfehlungen zum Umgang mit Personen mit Demenz gibt. Zu beziehen über: www.bmg.bund.de/cln_040/nn_599776/DE/Presse/Pressemitteilungen/Presse-2-2007/pm-24-4-07,param=.html__nnn=true. (Anm. d. Herausgeber)

5 Der sogenannte Single Assessment Process wurde im NSF for Older People eingeführt. Ziel ist es, zu gewährleisten, dass die Pflegebedürfnisse alter Menschen sorgfältig und gewissenhaft beurteilt werden, ohne dass es zu einer doppelten oder mehrfachen Durchführung erforderlicher Maßnahmen durch unterschiedliche Ämter und Behörden kommt. Siehe: www.dh.gov.uk/en/Policyandguidance/Healthandsocialcaretopics/Socialcare/Singleassessmentprocess/index.htm. (Anm. d. Übersetzerin)

dard zur Verfügung, in dem viele Demenzexperten den deutlichen Widerhall der Position von Kitwood erkennen würden.

Gleichwohl lassen sich zahlreiche Beispiele dafür finden, dass in der bislang durchlaufenen Zeitspanne des jungen 21. Jahrhunderts viele Menschen die Ideen der person-zentrierten Pflege aufgegriffen und sie in die Praxis umgesetzt haben. Im Unterschied zum Standard des Gesundheitsministeriums bieten die person-zentrierten Pflegestandards für Pflegeeinrichtungen (*person-centred care standards for care homes*; Alzheimer's Society 2001[6]) ein Paket von Richtwerten und Schlüsselfragen an, mit dessen Hilfe Pflegende ihre Praxis reflektieren können und die mit der Arbeit von Kitwood und anderen im Einklang stehen. Diese Standards bieten eine umfassende Anleitung zur Implementierung der Prinzipien eines weiten Begriffs person-zentrierter Pflege in die Unterstützung individueller Bewohnerinnen und Bewohner, in die Personalqualifizierung und -entwicklung, in die Unterstützung des Pflegeprozesses, in den Alltag im Pflegeheim sowie in die Erhaltung von Beziehungen und der Pflegeumgebung. In ähnlicher Weise haben Baker und Edwards (2002) ein person-zentriertes Pflege-Element für das vom Gesundheitsministerium herausgegebene Dokument *Essence of Care* [deutsch: Essenz der Pflege] (2001b) erarbeitet, das den Versuch eines Benchmarking von Pflege unternimmt.

1.4.2 Die Perspektive der Person verstehen, die mit Demenz lebt

Der person-zentrierte Ansatz stellt auch die Grundlage unseres heutigen Verständnisses der verhaltensbezogenen Aspekte von Demenz dar (Stokes 2000; Moniz-Cook et al. 2003). Cohen-Mansfield (2005) hat den überzeugenden Beweis geliefert, dass ein Großteil des sogenannten herausfordernden Verhaltens eine Antwort auf das Nichterkennen individueller physischer oder sozialer Bedürfnisse von Menschen mit Demenz darstellt. Sie hat gezeigt, dass physische Aggression in der Regel durch die Art des Umgangs der Pflegenden mit bestimmten Verhaltensweisen ausgelöst wird.

Auch das Prinzip, den Standpunkt der Person mit Demenz einzunehmen, hat sich rasch entwickelt. Das Recht auf eine Diagnose und entsprechende Behandlungsoptionen sind insbesondere durch die Verfügbarkeit pharmakologischer Präparate zur kognitiven Leistungssteigerung in den Vordergrund gerückt. Die wachsende Anerkennung, dass die Stimme der Person mit Demenz bei der Formung und Entwicklung von Angeboten gehört werden muss, ist zu einer anerkannten Arbeitsweise geworden, auch wenn dies in der Praxis nicht immer leicht zu erreichen ist (Mozley et al. 1999).

6 Zu beziehen über: www.alzheimers.org.uk/Working_with_people_with_dementia/Publications/carehomestandards.htm. (Anm. d. Herausgeber)

Es erscheinen mehr und mehr direkte Berichte darüber, wie es ist, mit Demenz zu leben. Eine der reichsten Erzählungen hat die Australierin Christine Bryden mit ihrem Buch *Dancing with Dementia* (2005) geliefert. Christine, vormals als hochrangige Beamtin im Staatsdienst tätig, musste sich im Alter von 46 Jahren mit der Diagnose Demenz auseinandersetzen. Zehn Jahre später beschrieb sie ihre Reise mit Demenz als einen Tanz, in dessen Verlauf sowohl sie selbst als auch ihr Ehemann Paul immer wieder einen Schrittwechsel einlegen mussten, um weitertanzen zu können. Um einige der zentralen Aspekte person-zentrierter Pflege zu veranschaulichen, sind im Folgenden immer wieder Zitate aus *Dancing with Dementia* in den Text eingestreut.

> Jede Person, die an einer Demenz erkrankt, unternimmt eine Reise tief ins Innerste ihrer Seele, weg von den komplexen äußeren Schichten, die vormals definierten, wer sie war, durch den Wirrwarr und das Gewirr von Gefühlen, die aus ihrer Lebenserfahrung geschaffen wurden, hin ins Zentrum ihres Seins, zu dem, was ihrem Leben wirklich Bedeutung gibt. Viele von uns suchen ernsthaft nach diesem Sinn für die Gegenwart, nach der Empfindung des «Jetzt», danach, wie man jeden Augenblick leben und dies schätzen kann, als ob dies die einzige Erfahrung sei, die es zu betrachten und zu bestaunen gilt. Doch das ist die Erfahrung, mit Demenz zu leben – Leben in der Gegenwart, ohne Vergangenheit und Zukunft. (Bryden 2005, S. 11).

1.4.3 Dementia Care Mapping (DCM)

Im Vereinigten Königreich hat die Bradford Dementia Group nach Kitwoods Tod die Arbeit fortgesetzt. Die Gruppe bietet weiterhin DCM-Schulungen an und arbeitet an der Förderung und Weiterentwicklung der praktischen Anwendung dieses Instruments, um person-zentrierte Pflege zu unterstützen. Schulungen werden auch in den USA, in Deutschland, Dänemark, der Schweiz und Japan [in der jeweiligen Landessprache] angeboten. Darüber hinaus haben Menschen aus zahlreichen weiteren Ländern einschließlich Finnland, Norwegen, Schweden, Österreich, Spanien, Portugal, Irland, Luxemburg, Holland, Belgien, Italien, Kanada, Neuseeland, China, Singapur, Taiwan und Südkorea in Bradford DCM-Kurse besucht. Anthea Innes hat eine hilfreiche Sichtweise des DCM über die nationalen Kulturen hinweg geliefert (deutsch: Die Dementia Care Mapping Methode, 2004). Die veröffentlichte Evidenzgrundlage bezüglich des Einsatzes von DCM wächst weiter (Brooker 2005). In den vergangenen Jahren hat DCM eine Revision und Aktualisierung erfahren. Letztere erfolgte auf Basis der derzeit besten Praxis, der Forschungsliteratur, der Beiträge internationaler Arbeitsgruppen und einer gründlichen Felderprobung der revidierten Fassung sowie der dazugehörigen Schulung (Brooker und Surr 2006). Die neue, revidierte Fassung (DCM 8) legt einen deutlich größeren Schwerpunkt darauf, wie professionell Pflegende Personsein aufrechterhalten und sicherstellen können, dass DCM ein einbeziehender Prozess ist.

1.4.4 Therapeutischer Ansatz

Es gibt eine wachsende Anzahl strukturierter, aktivitätsbasierter Interventionen, die bei Menschen mit Demenz mit der Zielvorgabe eingesetzt werden, person-zentrierte Pflege zu fördern. Im Vereinigten Königreich ist die Erinnerungsarbeit ein populärer Ansatz (Woods et al. 2005). Einen deutlichen Zuwachs haben auch kreative Aktivitäten erfahren, die ein Medium oder eine Kombination verschiedener Medien einsetzen und mit Erinnerungsarbeit verbunden werden können (Chaudhury 2003; Coaten 2001) – so etwa der Einsatz von Musik (Aldridge 2000; Sherratt, Thornton und Hatton 2004a und 2004b), Kunst und Schreiben (Allan und Killick 2000), Tanz und Bewegung (Coaten 2001) oder Drama (Batson 1998). Die kognitive Stimulationstherapie, die danach trachtet, stärker person-zentriert zu sein als ihre Vorgängerin, die Realitätsorientierung, ist für Menschen mit Demenz ebenfalls nachweislich von Nutzen (Orrell et al. 2005).[7] Ebenfalls beliebt ist die sensorische Stimulierung, die eine Anregung der Sinne durch Aromatherapie und/oder Massage (Ballard et al. 2001; Smallwood et al. 2001) oder Snoezelen (z.B. Barker et al. 2003) beinhaltet. Andere Interventionen beinhalten Intergenerationsprogramme, in denen es darum geht, Aktivitäten für Menschen mit Demenz zu ermöglichen, die den jeweiligen Entwicklungsstand der Krankheit berücksichtigen (Jarrott und Bruno 2003). Auf Montessori zurückgehende Methoden, die verschiedene Materialien einsetzen, um das prozedurale Gedächtnis oder die Sinne anzuregen, werden auf den Einzelnen angepasst eingesetzt, um zur Förderung von Wohlbefinden oder zur Funktionsfähigkeit beizutragen (Brenner und Brenner 2004; Camp und Skrajner 2004; Orsulic-Jeras, Judge und Camp 2000)[8]. Weitere Beispiele sind die therapeutische Verwendung von Puppen (Gibson 2005; James et al. 2005), der SPECAL[9] Ansatz (Garner 2004), Gartentherapie (Gigliotti,

7 Kognitive Stimulationstherapie (*cognitive stimulation therapy*, CTS) ist eines der wenigen nicht-pharmakologischen, «komplementären» Verfahren, deren Wirksamkeit nach strengen Kriterien von Doppelblindstudien nachgewiesen wurde. Inzwischen liegt ein sehr gut umsetzbares Handbuch für dieses Verfahren vor: Spector A, Thorgrimsen L, Woods B, Orrell M (2006), Making a difference, an evidence based group programme to offer cognitive stimulation therapy (CTS) to people with dementia, The manual for group leaders, Hawker Publications. (Anm. der Herausgeber)

8 Der Einsatz von an Montessori orientierten Verfahren in der Arbeit mit Menschen mit Demenz ist in Deutschland noch wenig bekannt. Aus den USA sind viele einschlägige Studien zu diesem Thema bekannt. In jüngster Zeit bildet man Menschen mit Demenz aus, als Montessori Gruppenleiter für andere Menschen mit Demenz tätig zu werden – mit überraschendem Erfolg. Vgl. Skrainer MJ, Camerson JC (2007) Resident-Assisted Montessori Programming (RAMP™): Use of a Small Group Reading Activity Run by Persons With Dementia in Adult Day Health Care and Long-Term Care Settings, American Journal of Alzheimer's Disease and other Dementias 22 (1), 27–36. (Anm. der Herausgeber)

9 SPECAL ist eine Organisation der freien Wohlfahrtspflege, die in der Arbeit mit Menschen mit Demenz in besonderer Weise mit vorhandenen, positiv besetzten Erinnerungen arbeitet und dabei ausgesuchte Fotografien bzw. Erinnerungsbücher einsetzt. Im Kern handelt es sich bei SPECAL um eine Variante der Erinnerungspflege. Vgl. www.specal.co.uk. (Anm. der Herausgeber)

Jarrott und Yorgason 2004) sowie Waldtherapie (Pulsford, Rushforth und Connor 2000).

Es ist eine schwierige Aufgabe, eine Evidenzgrundlage zu erstellen, die zuverlässig Auskunft darüber gibt, was wann für wen in welchem Setting funktioniert. Bedenkt man die Heterogenität in den Erscheinungsweisen der Demenz, die Unterschiede bezüglich des im Pflegepersonal vorhandenen professionellen Könnens, die enorme Bandbreite unterschiedlicher Settings, in denen Aktivitäten stattfinden und fügt dem noch das Problem hinzu, geeignete Größen für die Beurteilung des Pflegeergebnisses zu finden, so überrascht es kaum, dass die von der Forschung nachgewiesene Wirksamkeit für das Gros dieser Aktivitäten recht schwach ist (vgl. die Überblicksdarstellungen von Cohen-Mansfield 2005; Sherratt et al. 2004a; Thorgrimsen et al. 2004; Verkaik, Van Weert und Francke 2005). Und dennoch ist es aus Sicht der Praxis Evidenz genug und der Mühe Wert, wenn man sieht, wie jemand auflebt, weil eine bestimmte Aktivität für die betreffende Person Bedeutung hat. Die wirkliche Herausforderung besteht darin, Betätigung und Aktivität zu einem Teil der ganz normalen Pflegepraxis zu machen.

1.4.5 Modelle der Langzeitpflege

Interventionen nehmen zunehmend mehrere Komponenten auf, die verschiedene Aspekte der Pflege beschreiben. Emotionsorientierte Pflege hilft Menschen dabei, mit emotionalen, kognitiven und sozialen Folgen eines Lebens mit Demenz zurechtzukommen und kann Validationstherapie (d.h. im weitesten Sinne die Validation subjektiver Erfahrung), Erinnerungsarbeit und sensorische Stimulation umfassen (Finnema et al. 2000). Eine integrierte emotionsorientierte Pflege (die Elemente der emotionsorientierten Pflege in die Rund-um-die-Uhr Pflege von Menschen mit Demenz einbindet) wurde in jüngster Zeit in den Niederlanden erprobt (Finnema et al. 2005).

Andere Beispiele person-zentrierter Ansätze im weiteren Sinne betonen die Bedeutung der sozialen Unterstützung und sozialer Netzwerke für Menschen mit Demenz – so etwa der *Best Friends* Ansatz (Bell und Troxell 1997), die Alzheimer Cafés (Morrisey 2006) und die Unterstützungsgruppen für Menschen mit Demenz. Das an der Universität Bradford durchgeführte Interventionsprogramm *Enriched Opportunities. Unlocking potential: Searching for the keys* [deutsch: Bereicherung von/mit Chancen)[10]] ist ein Beispiel für eine aus mehreren Komponenten bestehende Initiative, die auf den Prinzipien der person-zentrierten Pflege in Pflegeheimen und Wohnprojekten mit besonderen Pflegeangeboten aufbaut: sie umfasst eine besondere Rolle eines Mitarbeiters der Pflege (eine Art «Schlüsseldienst», dem es obliegt, das in allen vorhandene Potential aufzuschließen), ein

10 Zu beziehen über www.bradford.ac.uk/acad/health/dementia. (Anm. der Herausgeber)

angereichertes Programm an Aktivitäten, ein individualisiertes Assessment, Personalschulung und -entwicklung sowie das Management.

1.5
Der Erbringer person-zentrierter Pflege

In der Pflege von Menschen mit Demenz ist person-zentrierte Pflege inzwischen zur stehenden Redewendung geworden. Die ihr zugrunde liegenden Ideen erscheinen nicht mehr so einschneidend wie einst, aber ihre Praxis ist schlecht definiert und im Nachweis schwierig. Die Definition person-zentrierter Pflege, wie dieses Buch sie darlegt, fügt sich wie dargestellt aus vier Elementen oder Grundbestandteilen zusammen. Diesen sind die verbleibenden Kapitel des ersten Teils gewidmet. Der zweite Teil beschreibt dann den VIPS-Rahmen, der sich aus sechs Schlüsselindikatoren für jedes der vier VIPS-Elemente zusammensetzt. Anbieter von Pflegeleistungen können diese Darstellung dazu nutzen, ihre Pflegepraxis darauf zu überprüfen, ob sie den Anforderungen einer person-zentrierten Pflege genügt.

Der VIPS-Rahmen ist so angelegt, dass er Anbieter dabei unterstützt, die wesentlichen Aspekte bei der Bereitstellung person-zentrierter Pflege systematisch zu durchdenken. Eine qualitätsvolle person-zentrierte Pflege anzubieten ist alles andere als einfach – zumal in einer Gesellschaft, die solche Dienstleistungen nicht wertschätzt. Es wird aber einfacher, wenn wir in klare Worte fassen können, was wir als Anbieter von Pflege für Menschen mit Demenz tun, um sicherzustellen, dass unsere Dienste person-zentriert sind.

2 Menschen wertschätzen

Element 1 person-zentrierter Pflege ist die Anerkennung des Wertes eines jeden Menschen

Den Wert von Menschen mit Demenz einschließlich derer, die für sie sorgen, anerkennen: Bürgerrechte und Ansprüche ungeachtet von Alter oder kognitiver Beeinträchtigung unterstützen und diskriminierende Praktiken eliminieren.

2.1 Schlüsselindikatoren für Wertschätzung in der Pflege

Anhand der folgenden sechs Indikatoren lässt sich überprüfen, wie es in Ihrer Einrichtung um die Absicherung von Wertschätzung bestellt ist:

- **Vision:** Gibt es ein Einrichtungskonzept oder ein Leitbild, das einer person-zentrierten Pflege verpflichtet ist?
- **Umgang mit Humanressourcen:** Gibt es Überprüfungsmechanismen, die sicherstellen, dass die Mitarbeiter sich von ihrem Arbeitgeber geschätzt fühlen?
- **Grundhaltung des Managements:** Wirken die Praktiken der Führungsebene stärkend oder befähigend auf diejenigen, die unmittelbar pflegerisch tätig sind?
- **Schulung und Personalentwicklung:** Sind Überprüfungs- und Sicherungsmechanismen vorhanden, die die Entwicklung einer mit dem für person-zentrierte Pflege erforderlichen Können ausgestatteten Mitarbeiterschaft fördern?
- **Pflegerische Umgebung:** Ist eine unterstützende und einbeziehende physische und soziale Umgebung für Menschen mit einer kognitiven Behinderung vorhanden?
- **Qualitätssicherung:** Sind kontinuierliche Mechanismen der Qualitätsverbesserung etabliert, die vom Wissen um die Bedürfnisse und Sorgen der Nutzerinnen und Nutzer der Pflegeangebote und einem entsprechenden Handeln angetrieben werden?

Menschen mit Demenz sind Teil jedes Gemeinwesens in einer Gesellschaft. Sie sind nicht an einem fernen Ort, weit weg vom Rest der Menschheit weggesperrt. Das Stigma, das Demenz umgibt, bedeutet jedoch, dass oftmals nicht über die Probleme geredet wird, mit denen all jene konfrontiert sind, die mit einer Demenz leben oder Menschen mit Demenz umsorgen. Dadurch können Menschen mit Demenz und diejenigen, die sie umsorgen, zunehmend in Isolation geraten – insbesondere wenn die Krankheit voranschreitet. Wir sind aber alle Bürgerinnen und Bürger mit allen damit verbundenen Rechten. Und wir sind alle menschliche Wesen, die in Bezug auf Liebe aufeinander angewiesen sind. Menschen mit Demenz haben keine geringeren Anrechte auf die Menschenrechte und sie brauchen auch keineswegs weniger Liebe als alle anderen.

2.2 Barrieren für Wertschätzung

Die meisten post-industriellen Gesellschaften zeichnen sich durch eine generelle Altersfeindlichkeit *(ageism)* aus. Damit ist gemeint, dass Menschen ihres Alters wegen diskriminiert werden. Jugend mitsamt all ihrer Stereotypen wird in unserer Gesellschaft hoch gehandelt. Ältere Menschen werden im Großen und Ganzen nicht wertgeschätzt, es sei denn, sie erbringen den Beweis, dass sie dem gängigen Altersstereotyp nicht entsprechen. Niemand würde von einem achtjährigen Jungen sagen: «Der sieht aber gut aus für sein Alter!» Und doch gilt eben dieser Satz als großes Kompliment, wenn er sich auf einen Achtzigjährigen bezieht. Schon ein oberflächlicher Blick auf die Fernsehkomödien eines Landes dürfte einen recht guten Maßstab für die dort herrschende offene Altersfeindlichkeit an die Hand geben. Zumindest im Vereinigten Königreich sind ältere Menschen Zielscheibe von Witzen, die auf ihre Kosten gehen. Wenn sich die diesen Witzen zugrunde liegenden Stereotypen auf die Kategorien «Rasse» oder «ethnische Zugehörigkeit» bezögen, würde die Ausstrahlung dieser angeblichen Witze [aus Gründen der gegen geltendes Recht verstoßenden Diskriminierung einer sozialen Gruppe, d. Ü.] untersagt.

Viele post-industrielle Gesellschaften zeichnen sich dadurch aus, dass die einzelnen Mitglieder von Familien zunehmend an unterschiedlichen Orten leben und Familien immer komplexere Strukturen aufweisen. Durch die wachsende Multikulturalität vieler Länder werden heute viele Menschen in einer zweiten Heimat alt. Das bedeutet auch, dass für die Eltern oder Großeltern zu sorgen eine äußerst anspruchsvolle Aufgabe darstellt. Und auch eine gute multi- oder transkulturelle Pflege über die Generationengrenzen hinweg ist keineswegs einfach. Die im Wandel begriffene demographische Entwicklung bringt es mit sich, dass es in Zukunft in der Gesellschaft weniger junge Leute und eine zunehmende Zahl von Menschen geben wird, die sehr lange leben.

Wir haben es also mit einer Kombination aus einer zunehmenden Zahl älterer Menschen und sich verringernden Ressourcen für eine angemessene Versorgung in Bezug auf Pflege und Betreuung für diese Gruppe zu tun. Bei Ressourcenknappheit gilt generell, dass Vorurteile zunehmen. Somit muss davon ausgegangen werden, dass mit der sich verschiebenden Balance zwischen zunehmend mehr älteren Menschen, die auf Pflege angewiesen sind, und weniger jüngeren Menschen und pflegerischen Ressourcen auch die altersbezogenen Vorurteile anwachsen werden.

Demenz ist der wohl am meisten gefürchtete Aspekt des Alter(n)s. Demenz wird von vielen missverstanden – auch von zahlreichen Menschen, die in Pflegeberufen arbeiten. Menschen mit Demenz sind sowohl aufgrund ihres Alters als auch aufgrund ihrer intellektuellen Einbußen Vorurteilen ausgesetzt. Stephen Post (Post 1995) hat die westliche Gesellschaft als hyperkognitiv gekennzeichnet. Darunter ist ein spezieller Typ von Altersfeindlichkeit zu verstehen, deren Opfer kognitive Beeinträchtigungen aufweisen. Und es gibt das Vorurteil gegenüber Menschen mit Demenz, weil mit dem Stempel Demenz Verrücktheit und psychische Störungen assoziiert werden. Die Erfahrung vieler ist, dass in der Gesellschaft ein «Demenz-ismus» [original: *dementia ism*] herrscht. Dieser steht mit anderen mächtigen Vorurteilen wie Sexismus, Rassismus und Altersdiskriminierung in Beziehung, existiert jedoch unabhängig von diesen.

Dienste für Menschen mit Demenz existieren nicht in einem Vakuum, sondern in einem gesellschaftlichen Kontext. Insofern sind diejenigen, die Dienstleistungen für diese Gruppe von Menschen erbringen, den gleichen Vorurteilen unterworfen wie der Rest der Gesellschaft. Innerhalb der Dienste für ältere Menschen oder für Menschen mit psychischen Störungen scheinen Menschen mit Demenz oft noch weitergehenden Vorurteilen ausgesetzt zu sein. Diese Diskriminierung offenbart sich in der Erbringung der Dienste, in der Bereitstellung von Ressourcen, in der Vergabe von Forschungsmitteln, in der Medienberichterstattung, in den Prioritäten politischer Maßnahmen, in der beruflichen Ausbildung, im professionellen Status sowie in der Entlohnung der pflegerisch Tätigen.

Die westliche Philosophie hat der Frage, was ein lebendes Wesen zur Person macht, beträchtliche Aufmerksamkeit geschenkt. Julian Hughes (2001) hat sich mit einer ganzen Reihe von Definitionen von «Person» auseinandergesetzt. Für manche Philosophen hängt die Definition von Person von der Bewusstheit des Denkens (in der Lage sein, über sich selbst als denkendes Wesen zu reflektieren) und der Kontinuität in den Erinnerungen (in der Lage sein, um die eigene fortlaufende Lebensgeschichte zu wissen) ab. Legt man eine solche Definition zugrunde, dann wäre ein Individuum mit einer Demenz im Voranschreiten der Krankheit nicht als dieselbe «Person» anzusehen, weil die fortlaufende Erinnerung seiner selbst einen Wandel durchläuft. In den Krankheitsstadien, die dem Individuum die stärksten Behinderungen zufügen, wenn die Bewusstheit des Denkens nicht länger erwiesen ist, würde die Person einer solchen Logik zufolge nicht länger existieren. Wenn man eine solche Definition zugrunde legt, dann verhält es sich so, dass Demenz die Person zerstört, indem die Krankheit das Gehirn zerstört. Das passt sehr gut zu der vor allem in den Medien vertretenen Vorstellung von Demenz als einem lebendig ertragenen Tod, der lediglich den Körper zurücklässt.

Statt das Bewusstsein zur entscheidenden Größe zu erheben, liefert Hughes (2001) eine philosophische Argumentation zur Definition einer Person als «in Situationen verkörperter Handelnder» (‹situated-embodied-agent›).[11] Das Konzept von Person in dieser Weise zu fassen bedeutet, dass man danach trachten sollte, Menschen mit einer Demenz in allen Stadien ihrer Krankheit so zu behandeln, wie alle Menschen behandelt werden möchten. In ähnlicher Weise beschreibt Tom Kitwood die Person mit Demenz als …

> Person im vollständigen Wortsinn: er oder sie ist noch immer ein Handelnder – also jemand, der nach wie vor in der Lage ist, Dinge in der Welt geschehen zu lassen; ein empfindungsfähiges, beziehungsbezogenes und geschichtliches Wesen. (1993a, 541)

Derlei philosophische Erörterungen mögen mitunter recht abstrakt erscheinen. Dennoch ist die Tatsache, dass es diese Debatten überhaupt gibt, ein Indikator für den Mangel an Ansehen, den Menschen mit Demenz erfahren. Im Jahr 1986 veröffentlichte der *King's Fund* im Vereinigten Königreich die Schrift *Living Well Into Old Age* [deutsch: Gut leben bis ins hohe Alter]. In dieser ist die klare Aussage zu finden, dass Menschen mit einer Demenz die gleichen Rechte und den gleichen Wert haben wie jedes andere Mitglied der Gesellschaft. Die Tatsache, dass es nötig erschien, dies ausdrücklich zu erklären, deutet darauf hin, dass diese Position keineswegs allgemein anerkannt ist.

In Kitwoods Schriften wird das ethische Ansehen von Menschen mit Demenz als «Personsein» diskutiert: «Personsein hat essentiell ethische Konnotationen: eine Person zu sein bedeutet, einen bestimmten Status besitzen, Achtung verdienen.» (Kitwood und Bredin 1992a, 275). In ähnlicher Weise beschreibt John Bond Personsein wie folgt: «Alle Individuen sind einzigartig und haben einen absoluten Wert … Individuen wirken nicht getrennt voneinander, vielmehr unterhalten sie Beziehungen mit anderen; jegliches menschliche Leben ist miteinander verwoben und interdependent, wechselseitig abhängig.» (2001, 47).

---

11 Der hier angesprochene Ansatz versteht Identität und Personsein im Rahmen eines Beziehungsgeflechtes und einer sozialen Umgebung, die das Personsein des Einzelnen mitkonstituiert und letztlich «hält». Diese diskursive und narrative Sicht des Selbst erlaubt es, trotz eines völligen Zusammenbruchs kognitiver Fähigkeiten dem Einzelnen im Kontext sozialer Beziehungen – wenn auch minimale – diskursive und interaktive Fähigkeiten zuzusprechen, die im Zusammenhang wechselseitiger Beziehungen weitgehend als personal erlebt und wahrgenommen werden. Also verkürzt, aber vielleicht verständlich: die Person ist solange Person, wie es ihrer Umgebung gelingt, sie als Person wahrzunehmen und mit ihr entsprechend in Kontakt zu treten. – Zu diesen auf Merleau-Ponty zurückgehenden Überlegungen siehe: Kontos P (2005), Embodied selfhood in Alzheimer's disease, Dementia 4(4) 553–570; Hughes JC, Louw SJ, Sabat SR, Seeing whole, 1–37, in: Dementia: mind, meaning, and the person, Hughes et al (eds) 2006 Oxford University Press. (Anm. der Herausgeber)

Der Mangel an Ansehen und Wert, der Menschen mit Demenz anhaftet, weitet sich auch auf diejenigen aus, die für Familienangehörige mit einer Demenz sorgen sowie auf jene, deren berufliche Tätigkeit Pflege einschließt. Eine bezahlte Tätigkeit aufgeben, um für den Vater oder die Mutter mit einer Demenz zu sorgen, wird von der Gesellschaft nicht in gleicher Weise anerkannt wie wenn man zu Hause bleibt, um für ein unheilbar krankes Kind zu sorgen. In ähnlicher Weise ist das Ansehen einer Krankenschwester, die in einer Spezialeinrichtung für Kinder arbeitet, deutlich höher als das einer examinierten Pflegefachkraft in einer Alteneinrichtung.

2.3 Diejenigen schätzen, die am verwundbarsten sind

Wenn man erstmals mit ihr in Berührung kommt, erscheint einem die ethische und moralische Grundlage für person-zentrierte Pflege selbstverständlich und unhinterfragbar. Wer würde heutzutage behaupten wollen, es sei nicht richtig und die einzig zivilisierte Reaktion, diejenigen, die mit einem Leben mit Demenz zurechtkommen müssen, als Menschen wie Dich und mich zu behandeln? Und doch sagt uns schon ein oberflächlicher Blick auf die Erbringung von Pflegeleistungen oder ein Austausch mit Betroffenen und ihren Familien, dass Menschen mit Demenz von der Gesellschaft keineswegs wertgeschätzt werden und dass die Pflege, die ihnen zuteil wird, eben nicht auf Vertrauen, Achtung und Würde fußt.

In ihrem kürzlich erschienenen Bericht, der die Barrieren einer person-zentrierten Pflege für Menschen mit Demenz zu ergründen versucht, haben Anthea Innes und Kollegen (Innes, MacPherson und McCabe 2006) festgestellt, dass es an gesellschaftlicher Anerkennung gegenüber denjenigen fehlt, die unmittelbar pflegerisch tätig sind, dass Dienste anbietergeleitet statt nutzergeleitet sind und dass das Pflegepersonal sich von seinen Vorgesetzten zu wenig geschätzt, angeleitet und unterstützt fühlt.

Im Vereinigten Königreich nimmt Standard 1 des bereits erwähnten Rahmenplans NSF (Dept. of Health 2001a, siehe Kap. 1.4, S. 25) die Eliminierung von Altersfeindlichkeit ins Visier. Das Thema Altersfeindlichkeit berührt jedoch lediglich einen Teil der Voreingenommenheit gegenüber Menschen mit Demenz. Wenn wir wollen, dass die für sie bestimmten Dienste ebenso person-zentriert sind wie alle anderen, dann muss «Demenz-»ismus (*dementia-ism*) mit ebenso großer Energie bekämpft werden wie Altersfeindlichkeit.

Person-zentrierte Pflege, wie sie im NSF-Kontext definiert wird, ist mittlerweile als Kernstück der Altenpolitik des Vereinigten Königreichs etabliert. Aus ökonomischer Sicht besteht jedoch ein eigennütziges Interesse an der Aufrechterhaltung der Position, derzufolge die Pflege und Betreuung dementiell veränderter Menschen nur wenig qualifizierte pflegerische Interventionen erfordert. In einem politischen und ökonomischen Kontext, in dem eine ständig wachsende

Zahl von Bedürfnissen um eine begrenzte Menge an Ressourcen konkurriert, ist es äußerst unwahrscheinlich, dass Menschen mit Demenz zu denjenigen zählen, die als erste berücksichtigt werden. Sich die Rechte von Menschen mit Demenz auf die Fahnen zu schreiben, macht politisch keinen Sinn.

Person-zentrierte Pflege ist in aller Regel nicht der Stoff, aus dem Schlagzeilen gemacht werden. Sie bringt keine Wählerstimmen ein. Gelegentlich ist in den Medien von Skandalen die Rede, doch solche Berichte konzentrieren sich meist auf Themen wie körperlichen Missbrauch oder Unterernährung. Solche Vorkommnisse sind furchtbar, aber sie sind nicht der Regelfall. Vielmehr ist der größte Teil an schlechter Pflege und Vernachlässigung, den Menschen mit Demenz erfahren müssen, eher psychischer als körperlicher Natur: unvollständige Assessments; niemand, der zu dem Zeitpunkt auf Dich zukommt, zu dem er oder sie es Dir versprochen hat; sich betrogen fühlen; Informationen vorenthalten bekommen, überflüssige Medikamente in hohen Dosen verschrieben und zu wenig jener Präparate zugeteilt bekommen, die Dir gut tun würden; mangelnde Privatsphäre; unwürdiger Umgang; fehlende Sensibilität; Nichtachtung; Stigmatisierung; Verurteilung zur Machtlosigkeit und Langeweile – all das ist für diejenigen, die demenzspezifische Dienstleistungen in Anspruch nehmen müssen wie auch für ihre Familien sehr vertraut.

Die Aushöhlung menschlicher und juristischer Rechte und das überwältigende Gefühl, dass nichts Persönliches heilig ist – all dies ist nach wie vor die tagtägliche Erfahrung der Betroffenen und ihrer Familien. Das politische Handeln seitens der Regierung (im Vereinigten Königreich) zur Implementierung des Single Assessment Prozesses wird hieran kaum etwas ändern. Obwohl es heute mehr ältere Wählerinnen und Wähler gibt als je zuvor, werden in den Briefen der von Demenz nicht Betroffenen an ihren direkten Abgeordneten die Bedürfnisse von Menschen mit Demenz wohl nicht an vorderster Stelle auftauchen. Generell erscheint denjenigen, die gesund und fit sind, das Schreckgespenst Demenz als zu belastend, so dass sie ihre Energien nur allzu gerne auf etwas Anderes konzentrieren.

2.3.1
Das Persönliche ist das Politische

Woher kommt überhaupt der Wille, person-zentrierte Pflege anzubieten? Woher kommen ihre Verfechter und Anführer? Im vorangegangenen Abschnitt haben wir gesehen, dass es unwahrscheinlich ist, dass dieses Anliegen auf Regierungsebene verfochten wird. Gleichwohl ist offensichtlich, dass die Dinge sich ändern. Die Rechte von Menschen mit Demenz werden heute zweifellos mehr anerkannt als dies noch vor fünf Jahren der Fall war. Zum Teil ist dies so, weil Menschen mit Demenz damit begonnen haben, für sich selbst zu sprechen. Die Praxis, Menschen mit Demenz direkt in die Organisation der Alzheimergesellschaft und der Alzheimervereinigungen einzubeziehen und sie auf nationalen und internationalen Konferenzen das Wort ergreifen zu lassen, vermittelt eine sehr machtvolle Botschaft darüber, welcher Wert Menschen mit Demenz als denjenigen zuerkannt wird, die die wichtigen Themen auf die Tagesordnung setzen. Allerdings sind diejenigen unter ihnen, die auf stationäre Pflege angewiesen sind, meist zu stark von der Krankheit beeinträchtigt und wohl auch zu demoralisiert, um politisch aktiv zu werden. Es gibt eine ganze Anzahl ausgezeichneter Führungspersonen im Bereich der Pflege von Menschen mit Demenz, die Erfahrungen als pflegende Angehörige haben. Die Stärke der Alzheimergesellschaften und -vereinigungen überall auf der Welt legt davon Zeugnis ab. Dass die Rechte von Menschen mit Demenz auf eine angemessene medikamentöse Behandlung und Pflege heute hierzulande so klar auf der Tagesordnung zu finden sind, ist der politischen Arbeit der nationalen Alzheimergesellschaft und der von Führungspersönlichkeiten aus der Praxis zu verdanken.

Die Frage bleibt: Wie schaffen wir es, dass die Langzeitpflege von Menschen mit Demenz ihr Gesicht verändert und person-zentriert wird? Wo sind diejenigen, die dies vorantreiben können? Die Antwort, verehrte Leserin und verehrter Leser, ist, dass Sie hier gefragt sind.

In mancherlei Hinsicht überrascht es mich immer wieder, wie oft es doch gelingt, Dienste anzubieten, die Menschen mit Demenz auf wertschätzende Art behandeln. Glücklicherweise hat es schon immer Menschen gegeben, die in ihren menschlichen Beziehungen Leidenschaft und gesunden Menschenverstand an den Tag gelegt haben, bevor irgendwelche Literatur zur person-zentrierten Pflege erschienen ist. Auf individueller Ebene gibt es bei vielen Menschen den starken Wunsch, soziale und gesundheitsbezogene Dienste anzubieten, die es denjenigen, die sie nutzen, ermöglicht, ihr Leben in seiner ganzen Fülle zu leben. Manchmal stammt dieser Wunsch aus familialen Erfahrungen. Oftmals rührt er von einem starken Drang nach sozialer Gerechtigkeit und sozialer Einbeziehung. Es gibt die zunehmende Erkenntnis, dass die Arbeit mit Menschen mit Demenz ein qualifiziertes Unterfangen darstellt und dass die Pflege von Menschen mit Demenz ein äußerst bereichernder Arbeitsbereich sein kann.

In Anerkennung der Tatsache, dass eine grundlegende Veränderung zugunsten einer Unterstützung der Rechte von Menschen mit Demenz nicht sehr wahrscheinlich ist, muss ein pro-aktives Verhalten für die Unterstützung der Rechte von Menschen mit Demenz Bestandteil der Definition person-zentrierter Pflege sein. Wenn wir als Anbieter von Dienstleistungen, Praktiker, Forscher und Familienangehörige die Wertschätzung und die Rechte derjenigen, für die wir Sorge tragen, nicht unterstützen und fördern, dann spielen wir der politischen Zweckhaltung in die Hände, dass diese Menschen nicht wirklich wichtig sind. Wenn wir die, die an der Macht sind, nicht wissen lassen, dass die Pflege von Menschen mit Demenz eine qualifizierte Arbeit ist, die nicht auf billige Art von ungeschultem Personal erledigt werden kann, dann werten wir das Leben derjenigen ab, die wir umsorgen. Und wenn wir eine Person abwerten, dann ist das keine person-zentrierte Pflege.

2.3.2 Organisationen, die Menschen schätzen

Wenn wir Praktiker in der Pflege von Menschen mit Demenz dazu ermutigen, sich einen person-zentrierten Ansatz zu Eigen zu machen, ohne den größeren Organisationskontext anzugehen, dann riskieren wir ihr Scheitern. Die Praxis des Sorgens für äußerst verwundbare Menschen mit einer Demenz in großen Gruppen mit geringer Personalbesetzung kann Pflegende in eine nicht erfüllbare Verpflichtung einbinden, wenn sie versuchen, person-zentriert zu arbeiten. Wie soll man die Bedürfnisse eines Individuums, das viel Aufmerksamkeit braucht, gegen die derjenigen abwägen, die ebenso bedürftig sind und dies nur weniger zeigen? Das ist eine Frage, mit der Praktiker in der Pflege von Menschen mit Demenz tagein, tagaus konfrontiert sind. Wenn eine Organisation Pflege anbieten möchte, die tatsächlich person-zentriert ist, dann müssen die Rechte aller Menschen ungeachtet ihres Alters oder ihrer kognitiven Fähigkeiten von oben her gewahrt werden. Es ist die oberste Ebene in einer Pflegeorganisation, die dies bestimmt. Der person-zentrierte Ansatz ist ein ethischer Kodex, der sämtliche Beziehungen umfasst. Dies schließt nicht nur Menschen mit Demenz ein, sondern auch diejenigen, die in diesem Bereich arbeiten sowie auch die pflegenden Angehörigen.[12] Es ist ein Kodex, der alle Menschen in ihrer unverwechselbaren Individualität schätzt, der dem Versuch, die Dinge vom Standpunkt des anderen zu sehen, einen hohen Wert zumisst und der die wechselseitige Abhängigkeit aller Menschen voneinander anerkennt.

In person-zentrierter Pflege geht es um den Aufbau authentischer Beziehungen. Pflegeorganisationen, die sich einen person-zentrierten Ansatz zu Eigen machen, erkennen die Notwendigkeit an, die gleichen Prinzipien auch dem Umgang mit den eigenen Mitarbeitern zugrunde zu legen. Wenn das Personsein einer Mitarbeiterin oder eines Mitarbeiters nicht geachtet wird, dann wird die betreffende Person es auf Dauer schwierig finden, denjenigen Achtung entgegenzubringen, für die sie Sorge trägt. Menschen, die unmittelbar pflegerisch tätig sind, gehören zur am schlechtesten bezahlten Gruppe im Gesundheits- und Sozialbereich. Sie arbeiten häufig unter schlechten Bedingungen mit beträchtlichen gesundheitlichen Risiken (Noelker und Ejaz 2005). Die Personalfluktuation ist hoch und die Qualität von Schulung und Supervision im Allgemeinen eher schlecht. Die Art, in der Menschen behandelt werden, die unmittelbar pflegerisch tätig sind, wirkt sich direkt auf die Pflege aus, die sie bieten. Pflegende durch adäquate Anleitung und Schulung zu befähigen, ist ein entscheidender erster Schritt hin zur Verbesserung der gelebten Erfahrung von Pflege für Menschen mit Demenz.

---

12 Unter «pflegenden Angehörigen» (family carers) versteht man diejenigen Angehörigen, die trotz einer Heimunterbringung eine aktive Sorgehaltung einnehmen und leben. Siehe: KDA (Hrsg.), Familiäre Kontakte und die Einbeziehung von Angehörigen in die Betreuung und Pflege in Einrichtungen, KDA 2000, Thema 162 (Anm. der Herausgeber).

Kitwood hat gezeigt, dass es unangemessen ist, Personen mit Demenz als Menschen zu sehen, die ein Problem haben und zu meinen, die sie Betreuenden hätten mit diesem Problem nichts zu tun. Er schlug vor, viele Probleme, die in der Pflege von Menschen mit Demenz vorkommen, als zwischenmenschliche Probleme aufzufassen. Sie finden innerhalb der Kommunikation statt. Kitwood lädt dazu ein, die Beziehungen zwischen Pflegenden und Gepflegten als psychotherapeutische Beziehungen zu betrachten. Insofern müssen die Helfenden, ebenso wie die in der psychotherapeutischen Arbeit Tätigen insgesamt, über ihre eigenen Anteile und Themen in der Pflege anderer Bescheid wissen.

In person-zentrierter Pflege sollten die Beziehungen zwischen allen Menschen in der Pflegeumgebung genährt und gefördert werden.

> Ich glaube, dass Menschen mit Demenz eine wichtige Reise von der Kognition durch die Emotion in die Seele machen. Ich habe angefangen zu erkennen, dass das zählt, was durch die gesamte Reise hindurch bleibt und das, was verschwindet, nicht wirklich wichtig ist. Ich denke, wenn die Gesellschaft dies wahrnehmen und anerkennen könnte, würden Menschen mit Demenz geachtet und als ein Reichtum betrachtet. (Bryden 2005, S. 159)

Menschen wertzuschätzen ist das Herzstück person-zentrierter Pflege. Wenn dieses Element der Definition nicht in wertebezogenen Aussagen, in der Personalauswahl, in Vorschriften und Verfahrensweisen explizit gemacht wird, wird es nicht gelingen, die Dienste auf Dauer person-zentriert zu halten.

2.4 Wertschätzung in die Praxis umsetzen

Für die Indikatoren des VIPS-Elements «Menschen wertschätzen» müssen in erster Linie die Führungspersonen der Pflegeorganisation verantwortlich zeichnen. Diese Indikatoren haben mit dem Leitbild der Organisation und ihrer Kultur zu tun und damit, wie sie dann in verschiedenartigen organisationsinternen Abläufen und Verfahren auf den Weg gebracht werden.

Wer als Manager und Führungskraft in der Pflege und Sozialarbeit tätig ist, dem drängt sich mitunter der Eindruck auf, als reichten die eigenen Anstrengungen gerade einmal zur Sicherung der Ressourcen dafür aus, dass wenigstens die minimalen Standards der grundlegenden physischen Pflege erfüllt werden können. Im Rahmen finanzieller Engpässe arbeiten, mit Personalmangel umgehen müssen und zum Schuttabladeplatz sämtlicher Beschwerden und schlechten Gewissen werden, zermürbt diejenigen in Führungspositionen im Lauf der Zeit. Es zehrt an ihrem Personsein. Es bedeutet, dass diejenigen, die dafür verantwortlich sind, die Wertebasis der Organisation zu bestimmen, sich oftmals selbst entwertet fühlen. Wer in einer Pflegeorganisation eine gehobene Position einnimmt, dem wird dies nur allzu bekannt vorkommen.

Person-zentrierte Pflege zu bieten, die allen Menschen einen Wert beimisst, ist in sich bereits eine Reise. Die Tatsache, dass Sie dieses Buch lesen, bedeutet, dass Sie sich bereits auf die Reise begeben haben. Im Folgenden biete ich eine Reihe von Fragen, die Ihrer Organisation dabei helfen zu beurteilen, wo sie in Bezug auf Wertschätzung im Rahmen einer person-zentrierten Pflege steht.

Die Fragen haben alle mit Wertschätzung zu tun. Ich werde jeweils skizzieren, warum jede Frage wichtig ist, um person-zentrierte Pflege bieten zu können und wie Anbieter Anhaltspunkte in der Praxis ihrer Organisation sammeln können, um in der Lage zu sein, die gestellten Fragen zu beantworten.

1. Vision/Leitbild

Gibt es eine Vision oder ein Leitbild, das die Erbringung person-zentrierter Pflege zusichert?

Das Leitbild einer Organisation erklärt deren Daseinszweck und Zielsetzung(en). Wertschätzung muss ganz oben in der Organisation beginnen. Die Gleichheit aller ungeachtet ihres Alters oder ihrer kognitiven Behinderung ist eine Herausforderung, deren erfolgreiche Bewältigung sehr schwer ist. Wenn diejenigen in den obersten Gremien wie Aufsichtsrat, Kuratorium o.ä. eine solche wertschätzende Haltung nicht zur Grundlage all ihrer Entscheidungen machen, kann diese Herausforderung nicht gemeistert werden. Dies im Konzept oder Leitbild festzuhalten bedeutet, dass die Organisation ihren Grundsatz der Förderung der Rechte von Menschen mit Demenz öffentlich macht.

Ein Leitbild zu entwickeln ist eine Übung darin, die Wertebasis einer Organisation zu bestimmen. Hieran müssen alle entscheidenden Interessenvertreter beteiligt sein, wenn das Leitbild angenommen und befolgt werden soll. Die Literatur zum Organisationsmanagement enthält zahlreiche Hinweise zur Leitbildentwicklung.

Das Pflege- und Betreuungsangebot der Einrichtung sollte in einer Weise schriftlich dargestellt werden, die für alle Nutzerinnen und Nutzer verständlich ist. Dies schließt auch eine Absichtserklärung darüber ein, dass Menschen ungeachtet ihres Alters oder einer möglichen kognitiven Behinderung durch das Angebot unterstützt werden und wie sich dies bewerkstelligen lässt. Wo es angemessen erscheint, sollten die Informationen auch in mündlicher Form oder in anders aufbereiteten Formaten verfügbar sein. Die Zielsetzung sollte sämtlichen Mitarbeiterinnen und Mitarbeitern auf allen Ebenen von der unmittelbaren pflegerischen Tätigkeit bis zur obersten Leitungsebene deutlich sein. Und sie sollte auch den Nutzerinnen und Nutzern des Angebots, ihren Familien und allen, die mit der Einrichtung in Berührung kommen, klar sein.

Dies ist ein ziemlich unkomplizierter, d.h. einfach zu überprüfender Indikator, für den es Nachweise zu sammeln gilt. Leitbilder spielen in den an die Öffentlichkeit gerichteten Materialien der meisten Organisationen eine bedeutende Rolle.

Hier bietet sich eine Überprüfung jener Materialien an, die den Nutzerinnen und Nutzern über das Pflege- und Betreuungsangebot zur Verfügung stehen.

Ob die in Leitbildern hochgehaltenen Prinzipien tatsächlich die Prioritäten der Entscheidungsprozesse bestimmen, steht jedoch auf einem anderen Blatt. Hier ist es hilfreich, Führungskräfte in Schlüsselfunktionen zu befragen oder Fragen zu den Leitprinzipien der Entscheidungsfindungsprozesse zu stellen.

2. Umgang mit Humanressourcen

Sind Verfahren etabliert, die sicherstellen, dass die Mitarbeiter sich von ihren Arbeitgebern geschätzt fühlen?

Wenn eine Organisation Menschen um ihrer selbst willen als menschliche Wesen eine besondere Werthaltung entgegenbringt, dann wird sie versuchen, jegliche Art von Diskriminierung zu bekämpfen. Sind Menschen aus allen Teilen und Schichten der Gesellschaft willkommen? Dies ist Bestandteil der auf die Mitarbeiter bezogenen person-zentrierten Pflege. Wenn alle, die für die Organisation arbeiten, sich geschätzt fühlen, dann besteht auch die Wahrscheinlichkeit, dass sie ihrerseits denjenigen Wertschätzung entgegenbringen, für die sie sorgen. Dies sollte sich in den Handlungen widerspiegeln, die sich auf Rekrutierung, Förderung, Bezahlung und Arbeitsbedingungen beziehen und die Kenntnisse und Kompetenzen einer person-zentrierten Pflege belohnen. Wie geht man mit Beschwerden um? Dies lässt sich anhand der Handlungsweisen der Mitarbeiterinnen und Mitarbeiter, einer Analyse ihrer Profile und aus Personalbefragungen und Interviews erschließen.

Wenn die Mitarbeiter Kommunikation, Integrität und eine ganzheitliche Sorgehaltung [*nurturing*] als wichtige Dimensionen ihrer Arbeit mit Menschen mit Demenz erachten sollen, dann sollten sie genau das im Umgang der Organisation mit ihnen als Arbeitenden erfahren. Wird die Bedeutsamkeit der Zusammenstellung von Teams anerkannt, die gut zusammenarbeiten und gemeinsam für ihre Ziele einstehen? Teams, die in ihrer Zusammenarbeit einen Wert an sich sehen, fördern sehr viel wahrscheinlicher das Gefühl einer mit allen Nutzerinnen und Nutzern der Einrichtung geteilten Gemeinschaft und laufen weniger Gefahr, diejenigen, die sich nicht so leicht einfügen, zu Sündenböcken zu machen. Wie geht man damit um, wenn Kollegen angeschwärzt werden? Wie wird bei Krankheit verfahren? Welche Verfahrensweisen sind in Bezug auf die Einarbeitung neuer Kolleginnen und Kollegen und auf die Leistungsbeurteilung etabliert? Gibt es ein Belohnungssystem? Wie sehen die genauen Arbeitsbestimmungen und -bedingungen aus? Wie geht man mit Stress am Arbeitsplatz um? Person-zentrierte Pflege von Menschen mit Demenz ist in emotionaler Hinsicht sehr arbeitsintensiv. Wie wird festgestellt, ob ein Team zusätzliche Unterstützung braucht? Welche Formen der Unterstützung werden bereitgestellt? Wie kann eine solche Unterstützung abgerufen werden? Wie wird sie überprüft? Gibt es ein Verfahren für die Nachbesprechung und Reflektion besonders stressbesetzter Vorkommnisse?

All dies lässt sich durch Mitarbeiterbefragungen, Fokusgruppen[13] und Interviews, die Überprüfung von Vorschriften und Vorgehensweisen und die Heranziehung einer externen Akkreditierung etwa durch *Investors in People*[14] feststellen.

3. Grundhaltung des Managements

Wirken sich die Praktiken und Handlungsweisen derjenigen auf der Leitungsebene stärkend oder befähigend *[empowering]* auf diejenigen aus, die unmittelbar pflegerisch tätig sind?

Pflege für Menschen mit Demenz anzubieten hängt oftmals davon ab, dass man Gelegenheiten dann nutzen muss, wenn sie sich bieten. Mitarbeiterinnen und Mitarbeiter, die den Eindruck haben, dass ihre Ideen und Vorstellungen einer guten Praxis bei ihren Vorgesetzten auf positive Resonanz stoßen, werden sehr viel eher wohlwollend auf Ideen und Herausforderungen seitens derjenigen reagieren, für die Dienste und Leistungen gedacht sind. Wenn Pflegende ihre Arbeit im Rahmen einer ermöglichenden Kultur (‹can do› culture) ausüben können, dann werden sie gegenüber den Nutzerinnen und Nutzern und deren Familien auch selbst eine entsprechende Haltung einnehmen.

Kennzeichen hierfür könnten beispielsweise klar und verständlich geregelte Wege in einer, die unterschiedlichen Ebenen der Organisation verbindenden Kommunikation sein. Wie werden Entscheidungen getroffen und in der Organisation verbreitet? Mitarbeiter, die wissen, warum eine bestimmte Entscheidung getroffen wurde und die über den Prozess, der zu dieser Entscheidung führte, informiert sind, werden Angehörige sowie Nutzerinnen und Nutzer viel eher auf dem Laufenden halten und dabei Sachverhalte kommunizieren, anstatt die Schuld für schlechte Entscheidungen auf hierarchisch weiter oben angesiedelte Ebenen zu schieben.

Gibt es einen Beratungs- und Rückspracheprozess, dem in der gesamten Organisation Vertrauen entgegengebracht wird? Mitarbeiter, die erleben, dass sie in Fragen der Praxis zu Rate gezogen werden, werden selbst auch eher beratend und Rücksprache nehmend mit den ihnen anvertrauten Menschen und deren Angehörigen umgehen. Praktiziert die Einrichtungsleitung eine Politik der offenen Tür? Mit dem Bewusstsein, die Vorgesetzten jederzeit ansprechen zu können, wenn ein Problem auftaucht, das man nicht alleine lösen kann oder wenn man eine Idee hat, wie man die Praxis verbessern könnte, legt man gegenüber Nutzerinnen und Nutzern und deren Angehörigen sehr viel wahrscheinlicher eine ähnliche Haltung

13 Eine Fokusgruppe besteht aus einer Anzahl von Personen mit gemeinsamen Interessen oder anderen für den Untersuchungsgegenstand relevanten gemeinsamen Merkmalen. Diese Testpersonen haben sich nie zuvor gesehen und diskutieren unter Anleitung eines Moderators über ein bestimmtes Thema. (Anm. d. Herausgeber)

14 «Investors in People» ist eine bedeutende Institution in der Personalentwicklung im Vereinigten Königreich. Vgl. www.investorsinpeople.co.uk/Profile/Pages/Home.aspx. (Anm. der Herausgeber)

an den Tag. Ist das Ressourcenmanagement dort angesiedelt, wo dies die Bereitstellung person-zentrierter Pflege am besten gewährleisten kann?

Ohne die Fähigkeit zu einer effektiven Kommunikation untereinander ist keine ausreichende Grundlage für die Bereitstellung einer adäquaten sozialen Umgebung vorhanden. Wo gute Kommunikation fehlt, gedeihen Paranoia, Verwirrung und Angstgefühle. Dies gilt sowohl für Mitarbeiterteams als auch für die Menschen, die auf Pflege angewiesen sind.

Wie werden Dinge zwischen den einzelnen Mitarbeiterinnen und Mitarbeitern kommuniziert? Wird ausreichend Zeit für Übergaben und das gemeinsame Erarbeiten von Problemlösungen zur Verfügung gestellt? Wer redet mit wem? Wie sieht die Kommunikation innerhalb einer Schicht aus? Wie steht es mit der Kommunikation zwischen den unterschiedlichen Mitarbeiterebenen? Wie mit der Kommunikation zwischen den unterschiedlichen Schichten, zwischen dem Tages- und dem Nachtpersonal, zwischen Mitarbeiterinnen und Mitarbeitern, die in unterschiedlichen Teilen eines Gebäudes arbeiten? Ist die Kommunikation zweiseitig? Ist bei den Mitarbeiterinnen und Mitarbeitern der Eindruck vorhanden, dass man ihnen zuhört und haben Sie die Möglichkeit, zu Wort zu kommen?

All dies lässt sich mit Hilfe von standardisierten Mitarbeiterbefragungen, Fokusgruppen und Interviews sowie anhand von Qualitätsbeurteilungen von Sitzungen nachweisen. Eine hohe Anzahl von Beschwerden von Angehörigen kann ein Indikator dafür sein, dass die Kommunikation auf einer grundlegenden Ebene nicht funktioniert.

4. Schulung und Personalentwicklung

Sind Verfahren etabliert, die die Entwicklung eines Teams von Mitarbeitern fördern, das für eine person-zentrierte Pflege qualifiziert ist?

Person-zentrierte Pflege für Menschen mit Demenz langfristig aufrechtzuerhalten ist kein leichter oder gar trivialer Prozess. Dienstleistungen für Menschen mit Demenz verfügen über keine Tradition einer qualifizierten Pflege und auch nicht über Praktiken, die zu deren Aufrechterhaltung erforderlich sind. In Ihrer Organisation sollte die Tatsache Anerkennung finden, dass die Pflege von Menschen mit Demenz eine qualifizierte, sowohl emotional als auch körperlich arbeitsintensive Tätigkeit ist. Wie sieht die diesbezügliche Schulungs- und Ausbildungsstrategie aus? Was ist für die Einarbeitung in Bezug auf die Pflege von Menschen mit Demenz vorhanden? Wie wird Schulungsbedarf festgestellt? Welche speziellen Fortbildungen stehen zur Verfügung? Wie werden Lernen und Weiterbildung am Arbeitsplatz unterstützt? Wie sieht es mit entsprechenden Fachkenntnissen auf den höheren Ebenen aus? Verfügen diese Mitarbeiter über zertifizierte gerontologische oder demenz-spezifische Qualifikationen?

Gibt es Möglichkeiten für eine reflektierende Praxis, für Supervision und Mentoring? Wie wird zusätzliche Expertenunterstützung abgerufen, wenn einzelne

Mitarbeiter sich der Arbeit mit bestimmten Nutzern oder Angehörigen nicht gewachsen fühlen? Auch hier lässt sich auf Mitarbeiterbefragungen und Interviews, Schulungsunterlagen, die Evaluation von Schulungen und die Analyse vorhandener Qualifikationen zurückgreifen. Außerdem bietet sich die Analyse kritischer Zwischenfälle an, um zu sehen, ob mangelnde Schulung sich als bedeutsamer Faktor identifizieren lässt.

5. Pflegerische Umgebung

Ist eine physische und soziale Umgebung vorhanden, die kognitive Behinderungen auffangen kann?

Wenn eine Organisation die Notwendigkeit erkannt hat, Handlungsweisen abzustellen, die Menschen mit Demenz diskriminieren, besteht die nächste Phase darin, sich konkrete Maßnahmen anzuschauen, die Menschen mit Demenz unterstützen können. Wenn eine Organisation in der Lage ist beispielhaft vorzuweisen, dass sie individualisierte Pflege bereitstellt, die Sichtweisen von Menschen mit Demenz ernst nimmt und sozialpsychologische Unterstützung anbietet, wie sie in anderen Kapiteln beschrieben wird, dann ist es wahrscheinlich, dass sie es mit ihrem Bekenntnis zu einer anti-diskriminierenden Praxis ernst meint.

Anti-diskriminierende Praxis bedeutet, dass Menschen mit Demenz die gleichen Rechte haben wie alle anderen auch. Es bedeutet nicht, dass Menschen mit Demenz keine besondere Unterstützung im Alltag brauchen. So erwarten wir beispielsweise durchaus, dass Menschen, die im Rollstuhl sitzen müssen, das Recht auf einen Zugang zu – insbesondere öffentlichen – Gebäuden haben und dass es dort Aufzüge oder Rampen gibt, die dies ermöglichen. Ebenso wäre zu erwarten, dass Menschen mit Demenz ein Recht darauf haben, sich mit Hilfe einer klaren Beschilderung oder eines Leitsystems und für sie verständlicher Wegemarkierungen in einem Gebäude zurechtzufinden.

Auf der Ebene der Organisation müsste auch anerkannt werden, dass alle Mitarbeiterinnen und Mitarbeiter, die mit dementiell veränderten Bewohnerinnen und Bewohnern Umgang haben, über ein Grundverständnis für deren besondere kommunikationsbezogene Bedürfnisse verfügen. Wird innerhalb der Organisation der Grundsatz beherzigt, dass alle, die direkten Kontakt mit Bewohnerinnen und Bewohnern haben, wissen, wie sie sich verhalten sollten, damit ein dementiell veränderter Mensch sich wohl fühlt? Ist dies durch eine entsprechende Einarbeitung von Mitarbeitern und anhand von Schulungen nachweisbar?

Befragungen von Menschen, die in einer Einrichtung wohnen oder deren Dienste nutzen, können hierüber Aufschluss geben. Ähnlich verhält es sich mit Interviews und Befragungen von Familienangehörigen oder anderen Unterstützern. Weitere Methoden und Möglichkeiten sind die Überprüfung der physischen Umgebung, die Evaluation von Schulungsunterlagen, die Analyse vorhandener Qualifikationen sowie Praxisbeobachtungen.

6. Qualitätssicherung

Sind in Ihrer Einrichtung kontinuierliche Qualitätsverbesserungsmechanismen etabliert, die von den Bedürfnissen und Anliegen der Nutzerinnen und Nutzer ausgehend ein entsprechendes Handeln in Gang setzen?

Zu wissen was Nutzerinnen und Nutzer von dem Pflege- und Betreuungsangebot halten, das sie in Anspruch nehmen müssen, ist für person-zentrierte Pflege von zentraler Bedeutung. Wie und wodurch weiß man in Ihrer Organisation um die Sichtweisen derjenigen, die ihr Angebot in Anspruch nehmen? Wie und wodurch ist gewährleistet, dass diese Sichtweisen im tagtäglichen Handeln berücksichtigt werden? Werden beispielsweise regelmäßig Zufriedenheitsbefragungen oder Interviews durchgeführt? Werden Referenzgruppen analysiert oder sind Beobachtungs- und Bewertungsverfahren wie etwa das Dementia Care Mapping für eine kontinuierliche Überprüfung der Pflegequalität etabliert? Werden in einem solchen Überprüfungsprozess die Ansichten aller Nutzerinnen und Nutzer ungeachtet des Grades an kognitiver Beeinträchtigung in Erfahrung gebracht oder nimmt man nur diejenigen zur Kenntnis, die sich am besten äußern können?

Die auf Pflege Angewiesenen einzubeziehen und ihre Einschätzung zu kennen, ist für person-zentrierte Pflege – wie für jede kundenbetreuende Aktivität – von zentraler Bedeutung. Im Bereich der Pflege von Menschen mit Demenz lässt sich dies durch Bewohnergruppen, Angehörigengruppen, Nutzerforen und andere zweckdienliche Referenzgruppen umsetzen. Wie werden solche Befragungen organisiert? Wie oft geschieht das? Wer ist dafür verantwortlich? Was geschieht mit den bei solchen Treffen ermittelten Ansichten oder gefällten Entscheidungen? Wird ihnen eine zentrale Bedeutung im Prozess der Entscheidungsfindung zugestanden oder betrachtet man sie lediglich als Zugabe?

All dies lässt sich mit Hilfe folgender Vorgehensweisen überprüfen: Interviews und Befragungen von Pflegenden und Nutzerinnen und Nutzern; Audits bezüglich der Qualitätsverfahren und der in diesem Zusammenhang stehenden Besprechungen; Sichtung der Ergebnisse von Qualitätserhebungen und -überprüfungen; Qualitätssicherung durch ein externes Akkreditierungsverfahren; Überprüfung der Unterlagen durchgeführter Fortbildungen, Qualifikationsanalysen und Praxisbeobachtung.

2.5 Zusammenfassung

Bei Element 1 der person-zentrierten Pflege geht es um die Wertschätzung von Menschen in einer Pflegeorganisation. Wenn die dort Tätigen sich von ihrer Organisation nicht geschätzt fühlen, dann ist es unwahrscheinlich, dass sie über einen längeren Zeitraum hinweg wertschätzende pflegerische Beziehungen mit dementiell veränderten Menschen aufrechterhalten können. Die Wertschätzung von Menschen ist an zahlreichen organisationsbezogenen Prozessen ablesbar, in denen es um Kommunikation, anti-diskriminierende Praktiken, Humanressourcenmanagement, Schulung, operationales Management, Beratungsprozesse und um Qualitätsmanagement geht.

3 Individualisierte Pflege

Element 2 person-zentrierter Pflege besteht darin, Menschen als Individuen zu behandeln

Menschen als Individuen behandeln: es zu schätzen wissen, dass jeder Mensch eine einzigartige Geschichte und Persönlichkeit, körperliche und geistige Gesundheit sowie soziale und ökonomische Ressourcen besitzt und dass all dies einen Einfluss darauf hat, wie ein Mensch auf Demenz reagiert.

3.1 Schlüsselindikatoren für eine individualisierte Pflege

Mit Hilfe der folgenden Indikatoren lässt sich überprüfen, ob die gebotenen Pflege- und Betreuungsleistungen eines Anbieters die Anforderungen einer individualisierten Pflege erfüllen:

- **Pflegeplanung:** Identifizieren Sie Stärken und Verwundbarkeiten innerhalb eines breiten Spektrums von bei den auf Pflege angewiesenen Menschen vorhandenen Bedürfnissen? Gibt es bei Ihnen eine individualisierte Pflegeplanung, die eine unfangreiche Palette von Stärken und Bedürfnissen abdeckt?
- **Regelmäßige Besprechungen:** Werden die individuellen Pflegepläne regelmäßig durchgesehen und besprochen?
- **Persönliche Gegenstände:** Können die Bewohnerinnen und Bewohner ihrer Pflegeeinrichtung im Alltag ihre eigene Kleidung und persönliche Gegenstände benutzen?
- **Individuelle Vorlieben:** Sind individuelle Vorlieben und Abneigungen, Präferenzen und alltägliche Gewohnheiten bei den unmittelbar pflegerisch Tätigen bekannt und werden sie entsprechend berücksichtigt?
- **Lebensgeschichte:** Kennen die Pflegemitarbeiter die Lebensgeschichten derjenigen, die sie pflegen? Sind sie mit den Schlüsselgeschichten zu jenen Lebensabschnitten vertraut, auf die der Einzelne besonders stolz ist?

- **Aktivität und Betätigung:** Steht ein Spektrum von Aktivitäten zur Verfügung, mit deren Hilfe man den Bedürfnissen und Fähigkeiten aller Bewohnerinnen und Bewohner adäquat begegnen kann?

Die greifbarste Schlussfolgerung aus der person-zentrierten Pflege, die mitunter zu deren umfassender Definition gerät, ist die Wahl eines individualisierten Zugangs zur Einschätzung und Befriedigung der Bedürfnisse von Menschen mit Demenz. Dieses Element der Definition umfasst all jene pflegerischen Vorgehensweisen, die Männer und Frauen mit ihren gesamten Stärken und Verletzlichkeiten in den Blick nehmen und die ihre Demenz als einen Teil dieses Gesamtbildes sehen und nicht als etwas, das ihre Identität bestimmt. Dieser Ansatz geht auf das Werk von Carl Rogers zurück, der jeden Klienten als einzigartige und ganzheitliche Person betrachtete.

Auch Linda Clare und Kollegen unterstreichen, wie wichtig es ist, den Schwerpunkt auf den Reichtum und die Einzigartigkeit eines jeden Individuums zu setzen: «Demenz ist weit mehr als eine Sache des rein hirnorganischen Verfalls. Von Seiten des betroffenen Menschen kommen die jeweils einzigartige Persönlichkeit, die spezifische Lebenserfahrung, vorhandene Bewältigungsressourcen und soziale Netzwerke hinzu» (Clare et al. 2003, S. 251).

In ähnlicher Weise macht Graham Stokes (Stokes 2000) die Einzigartigkeit des Individuums zum Hauptbestandteil seiner Definition person-zentrierter Pflege. Stokes entwickelt das Modell person-zentrierter Pflege sehr praxisnah weiter, indem er versucht, das Erleben von negativem Stress *[distress]* bei Menschen mit Demenz aus der Einzigartigkeit der Person heraus zu verstehen. Mary Marshall setzt den Akzent ein wenig anders: «[Person-zentrierte Pflege] bedeutet kurz gesagt, dass man Pflege an den Bedürfnissen des Individuums ausrichtet und nicht an denen der Gruppe oder der Pflegemitarbeiter» (Marshall 2001, S. 175). Diese Sichtweise beinhaltet auch, dass die Person mit Demenz im Zentrum steht und nicht die Gruppe, der eine Person durch Experten oder Pflegende zugeordnet wird.

3.2 Ist individualisierte Pflegeplanung mit person-zentrierter Pflege gleichzusetzen?

Wie erwähnt hat das National Service Framework (NSF) im Vereinigten Königreich den Schwerpunkt auf die Dimension einer individualisierten Pflege im Kontext des person-zentrierten Pflegeansatzes gesetzt. Im Rahmen des Standards des National Service Framework besteht das Ziel darin, Menschen als Menschen zu behandeln und ihnen bestimmte Pflegeleistungspakete bieten zu können, die ihren individuellen Bedürfnissen entsprechen. Die vom Gesundheitsministerium herausgegebene detailliertere Anleitung *«Everybody's Business: Integrated*

Mental Health Services for Older Adults» [deutsch: «Das geht jeden an: Integrierte Gesundheitsdienstleistungen für ältere Erwachsene»] rückt wiederum die Pflegeplanung ins Zentrum der Aufmerksamkeit: «[Pflegeplanung] unterstützt die Person darin, in Aspekten des täglichen Lebens so unabhängig wie möglich zu sein. Pflegeplanung ist aber auch sensibel gegenüber der Notwendigkeit, im Kontext vorhandener Beeinträchtigungen stehende Bedürfnisse zu erfüllen, indem bei Bedarf persönliche Unterstützung angeboten wird» (Department of Health 2005, S. 31).

Auf diese Weise wird person-zentrierte Pflege tendenziell gleichbedeutend mit «patienten-zentrierter» Versorgung oder «bewohnerzentrierter» Betreuung. Wenn die Absicht lediglich darin besteht, die Bedürfnisse einer Person im Kontext ihres Patient- oder Bewohnerseins zu betrachten, dann sollte man vielleicht besser die Begriffe «individualisierte Patientenversorgung» bzw. «individualisierte Bewohnerbetreuung» benutzen. In Deutschland ist der Begriff *patientenzentriert* seit vielen Jahren geläufig und wird im Kontext der Krankenhausversorgung verwendet. Gleiches gilt für den englischen Begriff *patient-centred* und seine Verwendung im Vereinigten Königreich, den USA und Australien.

Obwohl hier eine klare Verbindung zum Element der individualisierten Pflege des person-zentrierten Pflegeansatzes besteht, bietet die beschriebene Sichtweise einen sehr viel engeren Fokus als person-zentrierte Pflege, da die Person nur jene individuellen Bedürfnisse überhaupt anmelden kann, die in den Rahmen ihres Status als Patient fallen. Auf diese Weise können Menschen, die in den pflegerischen Berufen arbeiten, derart konditioniert werden, diejenigen, mit denen sie arbeiten (ausschließlich) über ihre diagnostische Eingruppierung, den Typus ihres Problems oder ihren Leistungsbedarf zu definieren, dass sie Gefahr laufen, die Person hinter dem Etikett zu übersehen. Um ein Beispiel zu geben: Einem Patienten, der dazu imstande ist, seinen individualisierten Pflegeplan zur Kontinenzpflege umzusetzen, wird in einem Krankenhaus gleichzeitig verwehrt, beim Tee machen zu helfen, weil das diesbezügliche Risiko von der Versicherung des Krankenhauses als zu hoch eingeschätzt wird. In einer solchen Situation wird die Person durch ihren Status als Patient mit kontinenzbezogenen Bedürfnissen definiert, anstatt ihr Bedürfnis anzuerkennen, eine jahrelang praktizierte und lieb gewordene Handlung, nämlich die der Teezubereitung, auszuführen.

Es besteht die Gefahr, dass bei einer ausschließlichen Fokussierung auf individualisierte Pflege die Person mit Demenz fest hinter dem Krankheitsetikett versteckt bleibt und person-zentrierte Pflege trotz allem nicht stattfindet. Obwohl man ohne einen individualisierten Zugang nicht person-zentriert pflegen kann, ist es durchaus möglich, individualisiert zu pflegen, ohne die Anforderungen person-zentrierter Pflege zu erfüllen. Wenn individualisierte Pflege sich einer Fokussierung auf Probleme verschreibt, dann kann es sehr schwierig werden, jemanden, der Störungen oder Ärger verursacht (und damit ein «Problem» darstellt) weiterhin als ein zur Gruppe gehörendes Individuum zu sehen.

3.3 Person-zentrierte individualisierte Pflege

Kitwood (1990a; 1990b) charakterisiert Demenz als dialektisches Zusammenspiel zwischen neurologischer Beeinträchtigung, psychischer Beschaffenheit des betroffenen Individuums und dessen sozialem Kontext (die sozialpsychologische Dimension). Hieraus entwickelte sich dann später das Angereicherte Modell der Demenz, das die biologischen, psychischen und sozialen Aspekte einer Pflegeumgebung einbezieht. **Tabelle 3.1** fasst das Modell in Form eines schematischen Überblicks zusammen.

Die dort aufgestellte Gleichung hilft uns dabei, die einzigartige Position jeder Person mit Demenz zu verstehen. Jeder, der von Demenz betroffen ist, weist eine jeweils unterschiedliche Struktur von neurologischer Beeinträchtigung und eine spezifische gesundheitliche Verfassung auf. Ebenso zeichnet sich jede Person durch ihre eigene, einzigartige Geschichte und Persönlichkeit und durch das sich hieraus ergebende unverwechselbare Zusammenspiel dieser Faktoren mit den sozialen Aspekten ihrer momentanen Situation aus. Das Angereicherte Modell der Demenz ist ein person-zentriertes und kein rein biologisches; es wird bei Assessments wie auch in der Pflegepraxis in vielfältiger Weise genutzt. Hazel May und Paul Edwards (May und Edwards, im Druck) haben die dem Modell zugrunde liegende Gleichung als einen Rahmen für die Pflegeplanung verwendet.

3.3.1 Neurologische Beeinträchtigung (NB)

Die mit Demenz einhergehende neurologische Beeinträchtigung betrifft das Erinnerungsvermögen, die Fähigkeit, gesprochene und geschriebene Sprache zu benutzen und zu verstehen, die Fähigkeit, die Welt so wahrzunehmen, wie andere dies tun sowie die Fähigkeit, einen Handlungsablauf zu planen und Dinge aus der Warte anderer zu betrachten. Die Beeinträchtigungen machen sich zu Anfang auf sehr subtile Weise bemerkbar und können leicht falsch verstanden werden. Doch wenn die Krankheit dann im Lauf der Zeit voranschreitet, werden sie offensichtlicher. Über die Sichtbarwerdung derartiger Beeinträchtigungen Bescheid zu

Tabelle 3.1: Das angereicherte Modell der Demenz

Demenz = NB + GV + LE + PS + SP
NB = Neurologische Beeinträchtigung
GV = Gesundheitliche Verfassung und körperliche Leistungsfähigkeit
LE = Lebensgeschichte/Biographie
PE = Persönlichkeit
SP = Sozialpsychologie

wissen, ist ein Schlüsselelement einer guten Pflege von Menschen mit Demenz. Es befähigt Pflegende dazu, angemessen zu reagieren. Ziel ist hier stets, eine Umgangsweise zu finden, die die Person mit Demenz unterstützt und ihre noch vorhandenen Fähigkeiten nicht unterläuft.

Mit Demenz einhergehende weit verbreitete kognitive Beeinträchtigungen wie etwa eine äußerst schlechte Aufnahmefähigkeit für neue Informationen, Aphasie, Apraxie und Wahrnehmungsstörungen bedeuten, dass Menschen mit Demenz ihre soziale und physische Umgebung auf ihre eigene, besondere Weise interpretieren. Wenn diese Interpretationen von der Umgebung nicht verstanden und aufgefangen werden, dann wird die Person mit Demenz übermäßiges Unvermögen erfahren. Dies wird allzu häufig der neurologischen Beeinträchtigung zugeschrieben statt als Funktion oder Abbildung einer nicht unterstützenden pflegerischen Umgebung erkannt zu werden (Stokes 2000).

3.3.2 Gesundheitliche Verfassung und körperliche Leistungsfähigkeit (GV)

Wenn jemand älter ist – und insbesondere dann, wenn jemandem das Etikett Demenz anhaftet – neigen pflegende Angehörige ebenso wie professionell Pflegende und Pflegeexperten dazu, jeden Zuwachs an verwirrtem Verhalten der Demenz zuzuschreiben. Hier muss man jedoch in Rechnung stellen, dass Menschen mit Demenz auch sehr viel empfänglicher für akute Zustände von Verwirrtheit (Delir) sind, die auf gesundheitliche Probleme wie Harn- oder Atemwegsinfekte, Verstopfung, hormonelle Schwankungen, Dehydrierung, Fehlernährung, medikamentöse Überdosierung oder Sedierung zurückzuführen sind. Dies wird noch dadurch verschlimmert, dass Menschen mit einer Demenz aufgrund ihrer Gedächtnisprobleme häufig nicht in der Lage sind, eine genaue Beschreibung ihrer Symptome zu geben. Wenn eine dementiell veränderte Person sich beispielsweise nicht daran erinnern kann, dass sie Schmerzen in der Brust gehabt hat, dann ist es auch sehr unwahrscheinlich, dass diese Person sich in Bezug auf diese Symptome um Hilfe bemüht. Daher obliegt es in solchen Fällen den Pflegenden, in Bezug auf Veränderungen des Gesundheitszustands der betroffenen Person ganz besonders wachsam zu sein.

3.3.3 Lebensgeschichte/Biographie (LE)

Menschen geben dem, was ihnen im Hier und Jetzt zustößt, einen Sinn, indem sie auf früher gemachte Erfahrungen zurückgreifen. Aufgrund ihrer spezifischen Hirnschädigung werden Erfahrungen, die in den kürzer zurückliegenden Zeitabschnitten gemacht wurden, bei Menschen mit Demenz nicht verlässlich im

Gedächtnis abgelegt. So ist es beispielsweise möglich, dass Personen, die in einem Pflegeheim untergebracht sind, nur sehr unzureichend verstehen, wo sie überhaupt sind. Aufgrund ihres Gedächtnisverlusts können sie sich vielleicht überhaupt nicht an die Aufnahme ins Pflegeheim erinnern oder es ist möglicherweise kein Bezug zwischen ihren zurückliegenden Erfahrungen und dem Pflegeheim im Gedächtnis angelegt.

Dennoch werden Menschen mit einer Demenz versuchen, sich einen Reim darauf zu machen, wo sie sich befinden. Für manche weist das Pflegeheim womöglich bestimmte Ähnlichkeiten mit dem vormaligen Arbeitsplatz auf. Wenn in einem solchen Fall Wissen über die Lebens- und Tätigkeitsgeschichte vorhanden ist, dann sind die Pflegemitarbeiter in der Lage, das so genannte «verwirrte» Verhalten der betroffenen Person zu verstehen. Wenn jemand beispielsweise im Berufsleben in leitender Funktion tätig war, dann wird diese Person es äußerst verwirrend oder befremdlich finden, wenn ein Pflegender, den die betreffende Person als jüngeren Mitarbeiter oder Untergebenen auffasst, ihr sagt, was sie zu tun hat. Dies gilt insbesondere dann, wenn eine solche Anweisung sich auf die Körperpflege bezieht. Gleiches gilt, wenn eine Person mit Demenz sich für die Mutter eines Pflegenden hält und dieser dann versucht, sie zur Toilette zu begleiten: dies wird Irritation und Verwirrung nach sich ziehen. Oder, um ein weiteres Beispiel zu geben: wer sein ganzes Leben lang um vier Uhr morgens aufstehen musste, um die Kühe zu melken, wird sehr darunter leiden, wenn man ihr oder ihm zu verstehen gibt, dass das nicht geht.

Ganz besonders wichtig ist, über eventuell vorhandene Erfahrungen mit institutioneller Pflege Bescheid zu wissen. Ein Beispiel:

Eine dementiell veränderte Bewohnerin, die vormals Oberschwester in einem Pflegeheim war, kann leicht den Wunsch entwickeln, im Büro zu sitzen und die Pflegedokumentationen oder die Dienstpläne durchzusehen und sie wird nicht sehr erfreut reagieren, wenn jemand, den sie als jüngere Mitarbeiterin betrachtet, ihr sagt, dass das nicht geht.

Eine Person, die früher in einem Waisenhaus oder einem Gefängnis gearbeitet hat, könnte bestimmte Handlungen der Pflegenden auf eine von diesen völlig unbeabsichtigte Art auslegen.

3.3.4 Persönlichkeit (PE)

Dies bezieht sich auf die Gesamtheit der Stärken und Verwundbarkeiten, die wir alle als menschliche Wesen mit uns herumtragen und die einen unmittelbaren Einfluss darauf haben, wie jemand mit den Auswirkungen einer Demenz zurechtkommt. Wenn jemand immer großen Wert darauf gelegt hat, sein Leben und was um ihn herum geschieht im Griff zu haben, dann ist es sehr wahrscheinlich, dass die betreffende Person sehr viel stärker mit den Folgen der Demenz kämpfen wird als jemand, der niemals Probleme damit hatte, Entscheidungen anderen zu überlassen. Wer extrovertiert ist, wird im Gemeinschaftsleben eines Pflegeheims wahrscheinlich besser zurechtkommen als ein eher introvertierter Mensch. In der Regel verändert sich die Persönlichkeit in Folge einer Demenz nicht. Die Art und Weise, wie Menschen auf Stress und Herausforderungen reagieren, geht auf gründlich erlernte Verhaltensweisen zurück. Hier können Gespräche mit Familienangehörigen und Freunden darüber, wie Menschen vormals mit Stress und Widrigkeiten zurechtgekommen sind und was ihnen in solchen Situationen geholfen hat, Hinweise darauf liefern, wie man ihnen am besten dabei helfen kann, mit den Herausforderungen fertig zu werden, die ein Leben mit Demenz mit sich bringt.

3.3.5
Sozialpsychologie (SP)

Damit ist das soziale und psychische Umfeld gemeint, in dem Menschen mit Demenz leben. Hier geht es primär um zwischenmenschliche Beziehungen. Kitwood verstand person-zentrierte Pflege für Menschen mit Demenz als etwas, das im Kontext von Beziehungen stattfindet. In seinen Texten widmete er einen großen Teil seiner Aufmerksamkeit dem Beziehungsaspekt und der Frage, inwieweit das sozialpsychologische Moment Menschen mit einer Demenz unterstützen oder ihnen Schaden zufügen kann. Wenn verbale Fähigkeiten verloren gehen, wird die Relevanz eines über non-verbale Kanäle laufenden, emotional warmen und annehmenden menschlichen Kontakts noch größer.

Mit Einsetzen der Demenz werden Individuen äußerst verletzlich, wenn ihre psychischen Schutzmechanismen spürbar angegriffen und aufgebrochen werden. Aufgrund des Abbaus des Sinns für das eigene Selbst, also des Selbstwissens[15] wird es immer wichtiger, dass dieses Selbst in von der Person mit Demenz erlebten Beziehungen festgehalten wird. Solche Beziehungen können nicht wie in der person-zentrierten Psychotherapie mit Hilfe einer konventionellen Therapiestunde entwickelt werden. Vielmehr geschieht die Entwicklung von Beziehungen in diesem Fall durch die alltäglichen Interaktionen.

Die individuelle Erfahrung von Demenz wird zum Teil durch die soziale Umgebung bestimmt. Hier kann viel dazu getan werden, um sicherzustellen, dass die soziale Umgebung sich gegenüber den Bedürfnissen von Menschen mit Demenz generell als entgegenkommend und unterstützend erweist. Hierauf komme ich in Kapitel 5 nochmals vertiefend zurück. Für den Augenblick soll Folgendes festgehalten werden: Wenn man versucht, einen individualisierten Pflegeplan aufzustellen, dann ist es sehr wichtig, abzuschätzen, wie Menschen auf ihre Umgebung ansprechen und was bei ihnen positive oder negative Reaktionen auslöst.

15 «Sense of self» wird hier dahingehend aufgefasst, dass die Person mit Demenz zunehmend Wissen über sich selbst verliert. In Anknüpfung an Barbara Romero (2004) wird dies hier mit «Selbstwissen» wiedergegeben. (Anm. der Herausgeber)

3.4 Individualisierte Pflege in die Praxis umsetzen

Es folgen eine Reihe von Fragen, die Ihrer Organisation dabei helfen können, ihren derzeitigen Standort in Bezug auf das Element «individualisierte Pflege» im Kontext person-zentrierter Pflege zu bestimmen.

Bei den Indikatoren im Element «individualisierte Pflege» im Rahmen des VIPS-Ansatzes müssen an allererster Stelle diejenigen die Vorreiterrolle übernehmen, die die klinischen oder pflegerischen Standards in der Pflegeorganisation bestimmen. Die Indikatoren beziehen sich auf Prozesse, die bewirken sollen, dass die bereitgestellte Pflege einen hohen Qualitätsstandard aufweist.

Als Führungskräfte für Pflegestandards im Bereich der Gesundheits- und Sozialfürsorge unterliegen wir manchmal unter dem Eindruck, dass alles, was wir tun können, darin besteht, die Standards zu bewahren und widrige Vorkommnisse möglichst zu vereiteln. In ihrem Bemühen darum, dass gesundheits- und sicherheitsbezogene Standards und gesetzliche Vorschriften eingehalten werden; dass die Einrichtung auf dem neuesten Entwicklungsstand ist und dass über jede nur denkbare Aktivität Bericht geführt wird, fühlen klinische Leiterinnen und Leiter sich oftmals vom Ausmaß der an sie gerichteten Anforderungen überfordert. Wenn Sie in einer Pflegeeinrichtung in einer gehobenen Position arbeiten, dürfte Ihnen dies recht bekannt vorkommen.

Person-zentrierte Pflege anzubieten, die individualisierte Pflege wirklich ernst nimmt, stellt eine ungeheure Herausforderung dar. Wenn es um das Leben von Menschen mit Demenz geht, ist man leicht versucht, lediglich die Oberfläche zu polieren. Die Tatsache, dass Sie dieses Kapitel lesen bedeutet, dass Sie es mit der Anstrengung zu einer person-zentrierten Pflege ernst meinen und dass bei Ihnen der Wunsch vorhanden ist, es nicht beim Polieren der Oberfläche zu belassen.

Die folgenden Fragen beziehen sich auf die zu Beginn dieses Kapitels (vgl. 3.1, S.49) genannten Schlüsselindikatoren. Ich skizziere, warum sie für person-zentrierte Pflege wichtig sind und wie Sie Belege sammeln können, die ihnen dabei helfen, die aufgeworfenen Fragen für Ihre Einrichtung zu beantworten.

1. Pflegeplanung

Werden in Ihrer Einrichtung Stärken und Verwundbarkeiten in Hinblick auf ein breites Spektrum von Bedürfnissen identifiziert? Praktiziert man bei Ihnen eine individuelle Pflegeplanung, die ein breites Spektrum von Stärken und Bedürfnissen wiedergibt?

Individuelles Assessment und individuelle Analysen legen die Grundlage, von der aus Interventionen entworfen werden können, um das Wohlbefinden von Menschen mit Demenz zu vergrößern, indem man zu ihnen passende Aktivitäten und Beschäftigungen aussucht, und unruhige Gemütsverfassungen oder herausfordendes Verhalten[16] zu reduzieren. Darüber hinaus ist es wahrscheinlich, dass eine ganze Reihe weiterer, sich gegenseitig beeinflussender Faktoren in Betracht gezogen werden müssen wie beispielsweise das jeweilige Niveau des Angewiesenseins oder die Bandbreite sozio-ökonomischer, genderbezogener, ethnischer und kultureller Unterschiede.

Kitwoods Angereichertes Modell der Demenz ist ein guter Ausgangspunkt, wenn man sicherstellen möchte, dass ein breites Spektrum an Bedürfnissen abgedeckt wird. Die von May und Edwards (May und Edwards, im Druck) entwickelten Vorlagen für die Pflegeplanung bieten hierfür eine ausgezeichnete Grundlage. Sie identifizieren Biographie, Persönlichkeit, Lebensstil, aktuelle Lebenssituation, gesundheitsbezogene und kognitive Unterstützungsanforderungen, und vorhandene Handlungskompetenzen als Schlüsselbereiche.

Das von der Bradford Dementia Group koordinierte Interventionsprogramm *Enriched Opportunities* (Brooker, Woolley und Lee, im Druck) adressiert vier unterschiedliche Bereiche für jedes Individuum, um Möglichkeiten der Verbesserung des Wohlbefindens von Menschen zu identifizieren, die in einer Langzeit-Pflegeeinrichtung leben. Der erste Bereich, der in der Untersuchung unter die Lupe genommen wurde, ist die kognitive Leistungsfähigkeit und die Fähigkeit zum Engagement: Wie denkt diese Person? Wie kommuniziert sie? Wie verhält sie sich zur Welt? Wie zu Objekten? All dies hilft dabei, den passenden Grad auszuloten, zu dem eine Person sich auf Aktivitäten einlassen kann und herauszufinden, welche Art der Unterstützung sie dabei benötigt.

Der zweite untersuchte Bereich ist die Lebensgeschichte: Welche in der Vergangenheit der Person liegenden Erfahrungen könnten Hinweise darauf geben, wie sich ihr Wohlbefinden im Hier und Heute verbessern und aufrechterhalten lässt? So lassen sich Informationen darüber zusammentragen, welche Aktivitäten der Person vertraut sind und ihr daher Vergnügen bereiten dürften. Auf diesem Weg kann man auch Gegenstände ausmachen, die positive Erinnerungen und Handlungen auslösen können. Wichtig ist hierbei die Erstellung von Erinnerungsbüchern oder Erinnerungskisten mit biographisch relevanten Objekten, die mit den Betroffenen selbst oder auch mit Unterstützung von Angehörigen angefertigt werden.

Der dritte untersuchte Bereich ist die Persönlichkeit: Wie ist die Person? Was motiviert sie? Was beeinflusst ihre Stimmung? Die Beantwortung dieser Fragen liefert Hinweise darauf, was die betreffende Person genießt und was sie nicht mag. Um dies herauszufinden, wurden im Rahmen des Interventionsprogramms Beobachtungen angestellt und Gespräche mit Angehörigen und der für die Person verantwortlichen Pflegemitarbeiter geführt.

16 In der Übersetzung werden die Begriffe *disturbed behaviour* und andere Synonyme durchgängig mit dem in Deutschland nach den «Rahmenempfehlungen» geforderten Begriff «herausforderndes Verhalten» wiedergegeben. (Anm. d. Herausgeber und der Übersetzerin)

Der vierte und letzte untersuchte Bereich ist das Assessment augenblicklicher Interessen: Durch welche Ereignisse, Handlungen oder Gegenstände in der Einrichtung wird die Person zum Leben erweckt? Was bereitet ihr wirklich Freude? Antworten hierauf helfen dabei, alltägliche Gelegenheiten dafür zu etablieren, dass die Person Freude erleben kann. Zu diesem Zweck wurde im Projekt auch hier auf Beobachtungen und Gespräche mit Angehörigen und den zuständigen Pflegenden zurückgegriffen.

Belege für individuelle Assessments und dafür, dass diese in der Pflegeplanung auch tatsächlich genutzt werden, lassen sich in der Regel mit Hilfe einer systematischen Überprüfung eines Einzelfalls finden. Ob der Versuch unternommen wird, sicherzustellen, dass das, was sich aus dem Assessment lernen lässt, in der Praxis auch tatsächlich bekannt ist und genutzt wird, wird sich häufig nur durch Interviews mit Pflegenden und durch Beobachtungen der Pflegepraxis feststellen lassen. Besonders aufschlussreich kann es sein, den Fall eines einzelnen Pflegebedürftigen mit dem Eingangsassessment beginnend durch die gesamte Pflegeplanung hindurch zu verfolgen.

2. Regelmäßige Überprüfungen

Werden individuelle Pflegepläne regelmäßig überprüft?

Die Bedürfnisse von Menschen mit Demenz ändern sich im Lauf der Zeit. Obwohl das natürlich für alle Menschen zutrifft, müssen wir diesem Umstand in besonderer Weise Rechnung tragen, wenn wir mit Menschen arbeiten, deren Zustand sich laufend verändert. Das Tempo dieser Veränderung variiert von Person zu Person.

Bei manchen geht der Veränderungsprozess ganz allmählich und schleichend vonstatten – und zwar in einem solchen Maß, dass man die subtilen Probleme, die bei der betroffenen Person ein Gefühl von Versagen hervorrufen, sehr leicht übersehen kann. Deshalb ist es wichtig, dass ein ausfallsicheres Verfahren etabliert ist, damit der Pflegeplan eines jeden Einzelnen mindestens alle sechs Monate überprüft wird. Nur so lässt sich sicherstellen, dass der Pflegeplan stets mit den festgelegten Zielen harmoniert.

In anderen Fällen haben wir es mit Menschen zu tun, deren Bedürfnisse aufgrund der besonderen Beschaffenheit ihrer Demenz oder aber aufgrund eines anderen gesundheitlichen Zustands sich sehr rasch verändern. Aus diesem Grund sollten Strukturen etabliert sein, die gewährleisten, dass Pflegepläne gegebenenfalls umgehend überprüft werden können.

Gute Beziehungen zu vor Ort vorhandenen psychiatrischen Teams oder speziellen Pflege- und Fürsorgediensten können dabei helfen, die Erhaltung von Gesundheit und Wohlbefinden bestmöglich sicherzustellen. Solche Teams können nützlich sein, wenn sich wesentliche gesundheitliche Verschlechterungen oder sich gravierend verschärfende Zustände von Verwirrtheit oder Depression einstellen.

Hinweise auf die Wirksamkeit des Überprüfungsprozesses lassen sich durch eine Revision der Pflegeplanung und durch die Überprüfung der Vorgehensweisen zur Aktualisierung und Durchsicht der Pflegepläne sicherstellen. Um zu gewährleisten, dass das, was im Pflegeplan steht, tatsächlich auch in der Praxis genutzt wird, wird man auf Gespräche mit Pflegenden, Beobachtungen der Pflegepraxis oder die Verfolgung des Einzelfalls zurückgreifen müssen.

3. Persönlicher Besitz

Verfügen die Nutzerinnen und Nutzer einer Einrichtung über eigene Kleidung und persönliche Gegenstände, die sie im Alltag benutzen können?

Mit fortschreitender Demenz verschafft es den Betroffenen zunehmend mehr Annehmlichkeit, eigene, ihnen bekannt vorkommende Kleidung tragen zu können und Gegenstände zu benutzen, die ihnen vertraut sind, anstatt mit neuen Besitztümern zurechtkommen zu müssen. Hierfür gibt es zweierlei Gründe. Erstens bieten vertraute Gegenstände Halt in einer Welt, die sich für Menschen mit Demenz zunehmend fremder anfühlt. Vertraute Gegenstände verbinden die Gegenwart mit der Vergangenheit und das Unbekannte mit dem Bekannten. Zweitens verlieren Menschen, die von einer Demenz betroffen sind, mit fortschreitender Krankheit die Fähigkeit, schnell zu lernen, wie sie neue Gegenstände nutzen können, während die Nutzungsmuster, die an vertraute Gegenstände gebunden sind, gründlich erlernt und entsprechend abrufbar sind.

Den meisten von uns ist die Erfahrung geläufig, dass wir eine seit langem vertraute Lampe völlig problemlos einschalten, ohne auch nur einen Gedanken daran zu verschwenden, wo genau sich der Schalter befindet und wie dieser bedient wird. Sobald wir es aber mit einer anderen, uns unbekannten Lampe zu tun haben, müssen wir erst einmal innehalten und überlegen, um dann entsprechend zu handeln. Im Falle einer Demenz wird es zunehmend schwieriger, die beiden letztgenannten Handlungen zu meistern. Deshalb gilt: Umgib Menschen mit Demenz mit ihnen vertrauten Dingen und sie werden sich wohler fühlen. Wenn man dann doch einmal neue Dinge anschaffen muss, dann sollte man versuchen, das gleiche Fabrikat oder Modell zu kaufen oder, wenn es um Kleidung geht, zumindest etwas aussuchen, das vom Material her dem geliebten alten Kleidungsstück entspricht.

Wenn Ihre Einrichtung stationäre Langzeitpflege anbietet, dann zeigt die Art und Weise, wie dort das Mitbringen persönlicher Besitztümer und Möbelstücke gehandhabt wird, wie ernst man es mit einer individualisierten Pflege meint. Familienangehörige und Freunde in die Anschaffung von Kleidung einzubeziehen kann dabei helfen, Kontinuität zu sichern, wenn die betroffene Person selbst sich nicht aktiv daran beteiligen kann.

Diesbezügliche Hinweise lassen sich mit Hilfe von Interviews und Erhebungen bei Bewohnern und Pflegenden ebenso finden wir durch Praxisbeobachtungen,

Assessments und Überprüfungen der Pflegepläne sowie mit Hilfe der individuellen Pflegepfade[17] *[Individual Care Pathways]* und durch Einzelfallverfolgung.

4. Individuelle Vorlieben

Kennen diejenigen, die unmittelbar pflegerisch handeln, individuelle Vorlieben und Abneigungen, Prioritäten und Alltagsgewohnheiten der von ihnen betreuten Personen und werden diese in der Alltagspraxis berücksichtigt?

Wenn vertraute Gegenstände in der Pflege wichtig sind, dann gilt dies umso mehr für vertraute Speisen, Musik und Alltagsgewohnheiten. Mit tagtäglichen Erfahrungen vertraut zu sein hilft dabei, Sicherheit, Vertrauen und Geborgenheit aufzubauen. Mit zurückgehender Angst und Unsicherheit verringert sich auch die Wahrscheinlichkeit, dass jemand versucht, «nach Hause» zu gehen, was als Ausdruck des Versuchs zu verstehen ist, Vertrautes wieder zu finden.

Die pflegenden Mitarbeiter dabei zu unterstützen, die Relevanz all dieser Dinge zu erkennen, ist von zentraler Bedeutung, wenn es darum geht, die Empathie mit den Klienten zu stärken. In einer Mitarbeiterfortbildung[18] kann es nützlich sein, Pflegende aufzufordern, sich gegenseitig die eigenen morgendlichen Rituale und Gewohnheiten zu beschreiben: Wann wird aufgestanden? Wer ist beim Aufstehen der oder die erste? Zieht man sich an, bevor man frühstückt? Was ist die erste Handlung am Morgen? Was gibt es zum Frühstück? Sitzt man zusammen am Frühstückstisch? Bereitet man anderen das Frühstück zu? Wie sieht die Morgentoilette aus? Liest man die Zeitung? Wird Radio gehört? Läuft der Fernseher? Bei dieser Übung stellt sich immer wieder großes Staunen über die Bandbreite unterschiedlicher Gewohnheiten und Praxen ein, die sogar in einer Gruppe von Menschen gegeben ist, die im gleichen Beruf arbeiten. An dieser Stelle bitte ich die Beteiligten dann, sich vorzustellen, statt den eigenen Gewohnheiten denen einer anderen Person im Raum folgen zu müssen. Dabei können sie sich weder aussuchen, wessen Routinen sie befolgen wollen, noch lässt man ihnen die Wahl, dies

---

17 Klassische klinische Behandlungspfade geben standardisierte Vorgänge und Abläufe für Diagnose und Therapie bestimmter Diagnosegruppen (DRG) vor. In Auseinandersetzung mit diesem Konzept im Feld der Demenz haben Olde Rikkert und Vernooij-Dassen den Begriff des «Personal Disease Management» ins Spiel gebracht: Pflegende benötigen eine Unterstützung und Orientierung, um optimale Versorgung zu leisten. In der Regel bestehen die besten Interventionen aus Kombinationen mehrerer therapeutischer und pflegerischer Ansätze, an deren Planung die Personen mit Demenz selbst und deren Familien zu beteiligen sind. Somit entstehen keine standardisierten Vorgaben, sondern Hilfen zur Wegfindung, um für jede Person eine hochindividuelle Strategie zu entwickeln (Vernooij-Daasen M, Olde Rikkert MGM (2004) Personal Disease Management in Dementia Care, Int J Geriatr Psych 19, 715–717); da die Autorin den Begriff der Behandlungspfade aufgreift, zugleich aber modifiziert, soll die Wortwahl «individuelle Pflegepfade» diesen adaptiven Prozess widerspiegeln. (Anm. der Herausgeber)

18 Ich möchte mich an dieser Stelle bei meiner Kollegin Dee Westwood bedanken. Sie hat mich mit dieser Übung vertraut gemacht, die ich seither oft verwendet habe.

zu tun oder auch zu lassen. Dann weise ich auf die Analogie der Situation zu der eines Menschen hin, der in ein Pflegeheim aufgenommen wird. Wie fühlt sich das an? Was würde man in einem solchen Fall am meisten vermissen?

Mehr und mehr erkennt man, dass der Versuch, Vertrautheit durch lang gehegte Gewohnheiten und Vorlieben abzusichern, eine wichtige Art ist, Menschen mit Demenz zu helfen, damit sie sich wohl fühlen. Manchmal können sie uns selbst von solchen Gewohnheiten und Vorlieben erzählen. In anderen Fällen ist dies nicht möglich; dann ist es hilfreich, diese Informationen von Angehörigen und Freunden zu erhalten. Um es nochmals zu sagen: es kann sehr schwierig sein, sicherzustellen, dass diejenigen, die unmittelbar pflegerisch tätig sind, solche Gewohnheiten und Vorlieben kennen und tatsächlich auch im Alltag mit ihnen arbeiten. Ich habe den Überblick über die Zahl mir bekannter «studentischer Projekte» verloren, wo Studierende pflegewissenschaftlicher Fachrichtungen solche Informationen zusammengetragen haben, woraufhin diese dann in irgendeinem Aktenschrank verschwanden, ohne auch nur den geringsten Einfluss auf den Alltag der befragten Menschen gehabt zu haben.

Sich an Gewohnheiten und bekannten Vorlieben zu orientieren, bedeutet nicht unbedingt, dass alles jeden Tag genau gleich ablaufen muss. Auch Menschen mit Demenz sind durchaus bereit, etwas Neues auszuprobieren, wie sie das auch früher getan haben – und in manchen Fällen sogar noch mehr als zuvor. Hier ist es wichtig, dass Pflegende auf Körpersprache und andere Reaktionen in einer neuen Situation achten; dadurch lässt sich feststellen, was im Hier und Jetzt funktioniert.

Menschen mit Demenz sind sehr verwundbar gegenüber dem Gefühl, kulturell isoliert zu sein. In Situationen, in denen wir uns verwundbar fühlen, wirken sich vertraute Prüfsteine unserer kulturellen Identität, unsere Spiritualität oder Religion ebenso wie uns vertraute Speisen, Getränke oder auch Musik aller Wahrscheinlichkeit nach beruhigend aus. Verletzlichkeit, Angstgefühle und Entfremdung dürften eher zunehmen, wenn die genannten Elemente fehlen. Weil die Person mit Demenz nicht auf innere Ressourcen und logische Argumente zurückgreifen kann, um sich gegen Entfremdung zu schützen, kann dies für ihr Selbstgefühl sehr viel schädlicher sein, als wenn sie über intakte kognitive Fähigkeiten verfügen würde.

Überprüfen lässt sich all dies durch Interviews und Erhebungen bei Nutzerinnen und Nutzern und bei Pflegenden, durch Beobachtungen der Praxis, durch Assessments und die Überprüfung der Pflegepläne und der individuellen Routenplanungen für die pflegerische Betreuung sowie die Nachverfolgung von Einzelfällen.

5. Lebensgeschichte

Kennen die Pflegemitarbeiter die einzelnen Lebensgeschichten und die Schlüsselgeschichten über Zeiten, auf die man besonders stolz ist? Und wird regelmäßig mit diesen gearbeitet?

Mit fortschreitender Demenz wird es zunehmend schwieriger, an den Geschichten des eigenen Lebens festzuhalten und anderen von den wesentlichen Momenten erzählen zu können, die die eigene Identität geformt haben. Eine der Aufgaben, die es zu erfüllen gilt, wenn man einen Menschen mit Demenz begleitet, besteht darin, solche Schlüsselgeschichten in Erfahrung zu bringen und diese Erzählung für denjenigen bereitzuhalten. Dies kann dazu dienen, das Selbstwertgefühl zu verbessern und angesichts zunehmender Irritation Identität aufrechtzuerhalten. Wenn es mit der Kompetenz sich einzubringen schwieriger wird, werden Objekte, die ein gutes Gefühl auslösen, zunehmend bedeutsamer. Im Rahmen des Interventionsprogramms *Enriched Opportunities* haben wir mit Aktivierungskisten gearbeitet, die liebgewordene Gegenstände enthielten. Dies war für viele noch bedeutsamer als das Erinnerungsbuch mit der eigenen Lebensgeschichte, ja selbst wichtiger als das Photoalbum:

> «Die Aktivierungskisten helfen wirklich, weil alle etwas in ihrer Kiste haben. Und wir haben Neues gelernt … und das ist gut, wenn man normalerweise in einer anderen Gruppe ist und dann mit Bewohnern arbeiten soll, die man nicht kennt … sie sind wirklich sehr hilfreich.» (Ein Mitarbeiter in der Langzeitpflege)

Es kommt häufig vor, dass vergangene Erfahrungen von Verletzlichkeit und Trauma, insbesondere solche, die sich in der Kindheit oder in der frühen Jugend ereigneten, im Zuge der dementiellen Erkrankung erneut belebt werden. Dies kann besonders dann geschehen, wenn Situationen emotionale Anklänge an die vergangenen Erfahrungen aufweisen. Wenn jemand beispielsweise sexuellem Missbrauch ausgesetzt war, dann kann eine Situation, in der eine Pflegeperson bei der Körper- und Intimpflege helfen möchte, äußerst traumatisch sein.

Die zurückliegende Geschichte eines Menschen zu verstehen, ist für die personzentrierte Pflege von Menschen mit Demenz äußerst wichtig. Dass dies in ihrer Organisation ernst genommen wird, lässt sich nachweisen, indem man prüft, über welche Wege und Verfahren versucht wird, Schlüsselgeschichten in Erfahrung zu bringen und wie diese kommuniziert werden. Dies lässt sich teilweise durch ein Assessment und durch Überprüfung der Pflegeplanung bewerkstelligen. Um in Erfahrung zu bringen, ob Pflegende mit solchen Schlüsselgeschichten und lebensgeschichtlichen Informationen tatsächlich in Alltagssituationen arbeiten, ist Praxisbeobachtung erforderlich.

6. Aktivität und Betätigung

Hält die Einrichtung ein breites Spektrum von Aktivitäten bereit, um den Bedürfnissen aller Bewohnerinnen und Bewohner entgegenzukommen?

Langeweile und das Fehlen sinnvoller Aktivitäten sind in der institutionellen Pflege älterer Menschen generell weit verbreitet. Für die institutionelle Pflege von

Menschen mit Demenz gilt das ganz besonders, weil es für diesen Personenkreis oftmals sehr schwierig ist, selbst Aktivitäten einzuleiten oder diese fortzusetzen. Dinge zu finden, die Menschen interessieren und deren Aufmerksamkeit aufrechterhalten, kann sehr schwierig sein. Um geeignete Aktivitäten anbieten zu können, muss man zunächst einmal darüber Bescheid wissen, was für den Einzelnen bedeutsam ist. Darüber hinaus muss man jedoch die Fähigkeiten der Einzelpersonen in Bezug auf den Grad oder die Schwere ihrer Demenz einschätzen können. In den frühen Stadien dürften kognitive Therapien oder zielgerichtete Aktivitäten wie etwa Spiele mit der Komponente des spielerischen Wettstreits oder handwerkliche Aktivitäten am fruchtbarsten sein. In den mittleren Demenzstadien dürften verhaltensbezogene Interventionen oder kreative Therapien den größten therapeutischen Nutzen entfalten, während sensorische Stimulation sich am besten für Personen mit dem höchsten Grad an kognitiver oder funktionaler Beeinträchtigung eignen dürfte (Cheston 1998; Perrin und May 1999).

Wie sinnvolle Aktivitäten für Pflegesettings der Langzeitpflege oder auch für Menschen mit Demenz, die in ihrer häuslichen Umgebung leben, zu bewerkstelligen sind, erfordert sorgfältiges Nachdenken. Wer ist dafür verantwortlich, dass Nutzerinnen und Nutzer von Pflege- und Betreuungsangeboten tagtäglich Zugang zu Freude bereitenden und sinnvollen Aktivitäten haben? Wie wird dies bewerkstelligt? Wie wird per Prüfverfahren sichergestellt, dass dies mit den Bedürfnissen der Betroffenen harmoniert?

Manche Anbieter im Bereich der stationären Langzeitpflege stellen Organisatoren oder Koordinatoren von Aktivitäten ein, um dem Bedürfnis nach Betätigung nachzukommen. In den USA, Kanada und Australien wurde die Rolle des Freizeittherapeuten entwickelt. Im Interventionsprogramm *Enriched Opportunities* haben wir die Expertenfunktion eines «Schlüsseldienstes» entwickelt, um diesem Bedürfnis in Pflegeheimen und in Wohnangeboten bei besonderen Pflegerfordernissen nachzukommen. In jedem institutionellen Pflegesetting muss darauf Wert gelegt werden, dass die gesamte Mitarbeiterschaft von den unmittelbar pflegerisch Tätigen bis zur Leitungsebene gemeinsam Verantwortung dafür tragen, den umsorgten Menschen Freude und ein Tätigsein zu ermöglichen, das ihrem Leben Bedeutung und Struktur verleiht und Langeweile abwehrt.Einer der Schlüssel im Interventionsprogramm *Enriched Opportunities* bestand darin, individualisierte Aktivitäten zu finden, die möglichst einfach sind, zugleich Freude bereiten und im Alltag ausgeübt werden können. Obwohl es die Aufgabe des «Schlüsseldienstes» war zu beurteilen, was für wen funktioniert und dies dann an das gesamte Team zu kommunizieren, oblag es doch dem regulären Pflegeteam, solche Aktivitäten auf Eins-zu-eins-Basis oder in kleinen Gruppen umzusetzen. Die Schichtleitung musste den Aktivitäten bei der Zeit- und Arbeitsplanung Priorität einräumen. Der entscheidende Punkt war zumeist der, etwas ganz Einfaches und Unkompliziertes zu finden, das in die tägliche Pflegearbeit integriert werden konnte. Die folgenden Zitate von Experten mit Schlüsseldienstfunktion und Pflegenden veranschaulichen dies:

«Warmes Wasser, warmes Seifenwasser – ihre Hände darin eintauchen, das war sooo … es funktioniert ungefähr zehn Minuten, länger nicht. Das ist ungemein beruhigend, am Ende sind sie ganz darauf konzentriert.»

«Wir haben eine Frau, die sehr viel Zeit in den Zimmern verbringt. Von den Angehörigen wissen wir, dass sie früher oft klassische Musik gehört hat. Und nachdem wir jetzt dazu übergegangen sind, für sie klassische Musik aufzulegen, kommt so viel mehr von ihr. Sie lächelt, sie ist glücklich, sie lacht. Und das war lange Zeit überhaupt nicht so. Das ist schön, wirklich schön.»

«Wir haben auch eine Flasche Tia Maria [ein Likör mit Kaffeegeschmack, ähnlich wie Kahlua, Anm. d. Ü.] für sie besorgt und Sherry. Bei den großen Mahlzeiten darf sie ein bisschen davon picheln, das genießt sie. Und ihre Schokolade. Obwohl wir also hier unten im Aufenthaltsraum nicht wirklich viel mit ihr tun, bekommt sie jetzt doch sehr viel mehr Eins-zu-eins-Aufmerksamkeit. Sie bekommt etwas, das sie gerne hört, sie mag ihren kleinen täglichen Likör oder Sherry und viel Gefühlswärme und Berührung.»

«Mit Elsie, die so schwer aus sich herauszulocken ist … mit Ballons, sie liebt es, wenn man mit ihr mit dem Luftballon spielt und ihn hin- und herschlägt. Ich sage euch, dann ist sie einfach plus 5, plus 5, plus 5 (DCM-Wert für ein außergewöhnlich hohes Maß an Wohlbefinden)! Und wenn man damit aufhört, den Ballon hin- und herzuschicken, dann hält sie ihn ganz behutsam fest und geht auf eine sehr sinnesbetonte Art mit ihm um, das ist großartig.»

«Es sind die einfachen Dinge, wie beispielsweise letzte Woche, als sie einen Schneeball hatten und den Bill (ein Bewohner) vor die Füße gelegt haben. Bill hat ihn aufgehoben und weitergegeben – also eine Aktivität aufgenommen. Eine, die sinnesbetont ist, und die … vergleicht das mal mit der Situation, in der jemand kommt und sagt: Du backst jetzt einen Kuchen – was für eine Reaktion wird man wohl darauf kriegen?»

Externe Therapeuten, professionelle Unterhalter und Freiwillige einzubeziehen ist eine weitere Möglichkeit, das pflegerische Umfeld zu bereichern. Im Interventionsprogramm *Enriched Opportunities* übernahm der Experte mit der Schlüsseldienstfunktion hierbei die Leitung. Es wurde jedoch auch erkannt, dass die pflegenden Mitarbeiter und die Leitungsebene hier ebenfalls ihren spezifischen Part zu übernehmen haben. Hier sind ein paar Beobachtungen, die wir von Mitarbeitern, die in der stationären Langzeitpflege tätig sind, aufgeschnappt haben:

«Ich denke, der Hund zum Streicheln funktioniert sehr gut bei denjenigen, die Hunde mögen. Denen gibt das sehr viel. Und das ist doch auch ganz schön, wenn jemand von außen kommt, um das anzustoßen.»

«Ich weiß, auf Drei sind ein paar, die mögen's halt eben für sich zu sein und so … und mir ist aufgefallen, dass die … die muss man jetzt überhaupt nicht mehr überreden oder sonst etwas, damit sie nach oben kommen.»

«Sie sagen: ‹Ooh, was ist los?› Weil einer von ihnen gesagt hat: ‹Ooh, die Dame ist hier.› Und sie kommen sofort nach oben und sind dann alle wirklich zusammen, anstatt herumzusitzen.»

«Und die Aromatherapie. Die genießen sie richtig.»

«Am *St. Patrick's Day*[19] hatten wir zwei Tänzerinnen hier, die einen irischen Tanz aufgeführt haben. Und die Reaktion von manchen Bewohnern war toll. An dem Tag gab es auch ein richtiges irisches Festessen und … ach, das war wirklich schön. Die Angehörigen sind gekommen und sie haben es genossen … die Bewohner haben es genossen.»

«Sie lieben es, wenn etwas los ist, das ihnen vertraut ist.»

Auch hier steht wieder ein breites Spektrum an Möglichkeiten zur Verfügung, um Hinweise darauf zusammenzutragen, wie es um Aktivitäten und Betätigung in Ihrer Einrichtung bestellt ist: Interviews und Erhebungen bei Bewohnern und Pflegenden, Praxisbeobachtung, Assessment und Überprüfung der Pflegeplanung, individuelle Pflegepfade und Einzelfallverfolgung. Außerdem können Interviews mit Pflegemitarbeitern und Angehörigen zutage fördern, wie es Bewohnerinnen und Bewohnern in Bezug auf den Grad und Typ der angebotenen Aktivitäten geht, die eine Einrichtung anbieten kann. Dies lässt sich auch durch Praxisbeobachtung feststellen.

In der stationären Langzeitpflege kann eine DCM-Beobachtung aufzeigen, ob ein Angebot an Aktivitäten und Betätigung vorhanden ist und umgesetzt wird, das den Bewohnerinnen und Bewohnern angemessen ist. Hierfür wäre eine facettenreiche Palette von Codes der verschiedenen Verhaltenskategorien heranzuziehen und es müssten verhältnismäßig hohe Werte in Bezug auf Stimmung und Engagement erreicht werden, die zu einem positiven Wert für das Wohlbefinden im Tagesverlauf führen.

19 17. März, Gedenktag für den irischen Nationalheiligen Sankt Patrick. Der *St. Patrick's Day* wird weltweit von Menschen irischer Abstammung gefeiert. (Anm. d. Übersetzerin)

3.5 Zusammenfassung

Beim zweiten Element der person-zentrierten Pflege geht es um das Angebot einer individualisierten Pflege, die darauf beruht, dass man diejenigen, für die man sorgt, als Personen kennt – und zwar umfassend kennt und nicht nur im Hinblick auf das Etikett, das ihnen ihre Diagnose aufdrückt. Das Ausmaß, zu dem Organisationen Menschen als Individuen behandeln, lässt sich an vielen organisationsbezogenen Prozessen festmachen, die mit Assessment und Pflegeplanung zu tun haben. Es zeigt sich auch daran, wie Menschen ihr tägliches Leben führen und ob dies auf ihren durch den eigenen Lebensstil geprägten Vorlieben und Bedürfnissen nach Aktivität und Betätigung beruht.

4 Persönliche Perspektive

Element 3 der person-zentrierten Pflege besteht darin, die Welt aus der Perspektive der Person mit Demenz zu betrachten

Die Welt mit den Augen der Person mit Demenz betrachten: erkennen, dass die Erfahrung jedes Einzelnen ihre eigene psychische Gültigkeit besitzt; verstehen, dass Menschen mit Demenz von der Warte aus handeln, von der aus sie die Welt sehen und erkennen, dass Empathie mit diesem Blickwinkel ihr ganz eigenes therapeutisches Potential besitzt.

4.1 Schlüsselindikatoren für die Einnahme der Perspektive der Person mit Demenz

Anhand der folgenden Indikatoren lässt sich überprüfen, inwiefern die Einrichtung der Bedeutung der Perspektive der Person mit Demenz Rechnung trägt:

- **Kommunikation mit Bewohnerinnen und Bewohnern:** Werden Bewohnerinnen und Bewohner in der alltäglichen Praxis nach ihren Vorlieben und nach ihrer Meinung gefragt? Kümmert man sich darum, dass sie mit dem einverstanden sind, was mit ihnen geschieht?
- **Empathie und vertretbares Risiko:** Besitzen die Pflegenden die Fähigkeit, sich in die Lage der Personen zu versetzen, die sie betreuen? Betrachten sie Entscheidungen tatsächlich aus der Warte jener, die auf ihr pflegerisches Handeln angewiesen sind?
- **Physische Umgebung:** Kümmert man sich im Alltag darum, dass die physische Umgebung – zum Beispiel in Bezug auf Faktoren wie Lärm oder Temperatur – so beschaffen ist, dass Menschen mit Demenz sich wohl fühlen können?
- **Körperliche Gesundheit:** Finden die Bedürfnisse von Menschen mit Demenz in Bezug auf ihre körperliche Gesundheit hinreichend Beachtung – zum Beispiel in Bezug auf Schmerz-Assessment oder auf Probleme mit dem Sehen und Hören?

- **Herausforderndes Verhalten als Kommunikation:** Wird das «herausfordernde Verhalten» einer Person mit Demenz analysiert, um den Gründen dieses Verhaltens auf die Spur zu kommen?
- **Advocacy (die Funktion eines Fürsprechers erfüllen)**[20]**:** Wie sieht es mit dem Schutz der Rechte des Individuums in Situationen aus, wo die Handlungen einer Person mit Demenz mit der Sicherheit und dem Wohlbefinden anderer in Konflikt geraten? Wie werden in einem solchen Fall die Rechte des Individuums geschützt?

Person-zentrierte Pflege stammt aus der phänomenologischen Schule der Psychologie. Hier wird die subjektive Erfahrung des Individuums als (eine) Wirklichkeit verstanden. Der Ansatzpunkt dafür, jemandem zu helfen, besteht in dem Versuch, die Welt so zu verstehen, wie die Person, der man helfen möchte, dies tut. Für therapeutische Ansätze, die auf Rogers zurückgehen, besteht das Schlüsselmoment für die therapeutische Arbeit darin, sich in den Bezugsrahmen des Individuums hineinzuversetzen und die Welt von seiner Warte aus zu verstehen. Ein Teil der Anforderung, die Perspektive der Person mit Demenz zum Ausgangspunkt pflegerischen Handelns zu machen, besteht in der Fähigkeit, direkt mit ihr in Beziehung treten zu können, sie als einen Mitmenschen zu sehen.

Die von Naomi Feil entwickelte Validationstherapie macht den Eintritt in die subjektive Welt der Person mit Demenz zu ihrem Ausgangspunkt (Feil 1993). Tom Kitwood erkannte, dass das Verständnis der individuellen Bedürfnisse von Menschen mit Demenz von zentraler Bedeutung ist, um Interventionen einen Fokus zu geben. Er machte geltend, dass die Pflegeumgebung ohne Empathie kalt bleibt (1997b). Stokes (2000) unterstreicht das Verständnis der subjektiven Erfahrung als Schlüssel eines person-zentrierten Umgangs mit so genanntem herausforderndem Verhalten. Clare et al. haben person-zentrierte Ansätze zur Pflege von Menschen mit Demenz als solche definiert, die den Fokus auf die individuelle Erfahrung setzen: «... die Erfahrung von Demenz in Bezug auf die psychischen Reaktionen der Person und die ihres Umfelds zu verstehen mit dem Ziel, Hilfe und Unterstützung so zu formen, dass sie den individuellen Bedürfnissen entsprechen» (Clare et al. 2003, S. 251).

---

20 «Advokatendienstleistungen» *(advocacy services)* entsprechen, wenn überhaupt, in etwa den Betreuungsvereinen in Deutschland. Im Vereinigten Königreich haben sie in besonders profilierter Weise die Aufgabe, in Konfliktfällen im Namen der Person aufzutreten und für sie zu sprechen. Zugleich kommt ihnen rechtlich nicht der Status einer Vormundschaft zu, in dessen Nachfolge das Betreuungsgesetz in Deutschland entwickelt wurde. «Bürgerschaftliche Anwaltschaft», wie man es übersetzen könnte, ist eine vom englischen Gesundheitsministerium geförderte Initiative, die Machtbalance in Institutionen zugunsten der Abhängigen und Verwundbaren zu verändern. Dieser in der Regel aus bürgerschaftlichen, freiwilligen Initiativen bestehenden Bewegung fehlt bislang ein klares gesetzliches Rahmenwerk. Vgl. www.advocacy.org.uk, www.rethink.org (services, advocacy), www.dasninternational.org; Cantley C, Steven K (2004) ‹Feeling the way›: Understanding how advocates work with people with dementia, Dementia 3 (2) 127–143. (Anm. d. Herausgeber)

Wenn man versucht, die Perspektive der Person mit Demenz zu verstehen, dann beginnt man zu sehen, dass uns als Menschen mehr Gemeinsames verbindet als uns Unterschiedliches trennt.

4.2 Wie können wir die Perspektive einer Person mit Demenz verstehen?

Sich in die Lage von jemandem zu versetzen, der eine Demenz hat, ist alles andere als einfach oder gar trivial. Kann überhaupt jemand wirklich wissen, wie es ist, ein anderer zu sein? Die Antwort darauf lautet nein. Es gibt jedoch Mittel und Wege, die uns dabei helfen, die Dinge aus der Warte eines anderen zu betrachten. Kitwood (1997c) hat die unterschiedlichen Arten und Weisen beschrieben, durch die Praktiker in der Pflege von Menschen mit Demenz ihre Empathie für diejenigen vertiefen können, für die sie sorgen. Auf diese Möglichkeiten kann in der beruflichen Entwicklung und in der Weiterbildung zurückgegriffen werden. Hierzu zählen:

- Menschen mit Demenz zuhören und Berichte lesen, in denen sie selbst über ihre Erfahrungen vom Leben mit Demenz sprechen
- den Handlungen und Äußerungen von Menschen mit Demenz große Beachtung schenken
- die eigene Vorstellungskraft nutzen, um die Erfahrung von Demenz zu verstehen

4.2.1 Direkte Berichte

Dass die unmittelbaren Stimmen von Menschen mit Demenz ernst genommen werden, ist noch relativ neu. Der Titel des Buches von Malcolm Goldsmith (1996) *Hearing the Voice of People with Dementia* [deutsch: Die Stimme von Menschen mit Demenz hören] wird mittlerweile als Wendung benutzt, die all die ernsthaften Versuche zusammenfasst, auf einer emotionalen Ebene zu kommunizieren. Früher dachte man, dass aufgrund von Symptomen wie Desorientierung und Aphasie Menschen mit Demenz überhaupt nicht sinnvoll oder zuverlässig kommunizieren können. Im Laufe der Jahre hat sich hier eine Verschiebung des Fokus ergeben. Dies hat mit der person-zentrierten Pflege als einer Bewegung zu tun. Da Menschen mit Demenz sich inzwischen an dem Krankheitsetikett vorbeigearbeitet haben und aus dessen Schatten getreten sind, ist auch die Erkenntnis gewachsen, dass sie etwas Wichtiges zu sagen haben. Inzwischen wird auch viel stärker anerkannt, dass für sich selbst zu sprechen etwas ist, das auf tief greifende Weise stärkend (*empowering*) ist. Menschen mit Demenz werden inzwischen auch zu einem viel früheren Zeitpunkt durch Experten untersucht und betreut. Es ist weitaus schwieriger, das einfach abzutun, was Menschen in den frühen Stadien über ihre Erfahrung mit der Krankheit zu sagen haben. Diese Entwicklung ist Teil einer breiteren Bewegung im Rahmen der psychiatrischen Dienstleistungen im Vereinigten Königreich, die sich dafür einsetzt, dass Anbieter von Pflegedienstleistungen mit ihren Kunden als Partnerinnen und Partnern zusammenarbeiten müssen.

Analog dazu haben Forscherinnen und Forscher sich erst in den vergangenen Jahren ernsthaft mit der Perspektive von Menschen mit Demenz beschäftigt und darüber geschrieben (z.B. Downs 1997; Gubrium 1989; Keady 1996). In der Demenzforschung ist die phänomenologische Erforschung der Erfahrung der Alzheimerkrankheit inzwischen gut etabliert (Clare 2002; Sabat 2001). In der Lebensqualitätsforschung hat man erst vor relativ kurzer Zeit Maßstäbe zur Auswertung von Betroffenenberichten über das subjektive Wohlbefinden (Brod et al. 1999) und zur Zufriedenheit mit Pflege (Mozley et al. 1999) entwickelt. Inzwischen gibt es eine ganze Reihe von Nachweisen, dass Menschen mit einer Demenz Interviewfragen durchaus verlässlich beantworten können und dass es möglich ist, sie unmittelbar in den Forschungsprozess einzubeziehen.

In ganz ähnlicher Weise ist der direkte Umgang – in einem therapeutischen Sinn – mit Menschen mit Demenz in der pflegerischen Praxis relativ neu (Bender und Cheston 1997). Persönliche Berichte darüber, wie man mit Demenz lebt, besitzen ein ungeheures Wirkungspotential, was die Zitate aus Christine Brydens Buch veranschaulichen mögen. Das Projekt *Living with Dementia* [deutsch: Mit Demenz leben] der Alzheimergesellschaft des Vereinigten Königreichs und die Sichtweisen von Menschen mit Demenz, die durch die Organisation DASN International [= Dementia Support and Advocacy Network International; www.dasninternational.org] über das Internet weltweit verfügbar sind, bieten einen direkten Zugang zu einem Teil des Erlebens von Demenz.

4.2.2 Mit aller Sorgfalt Aufmerksamkeit schenken

Wenn verbale Kommunikation zunehmend schwieriger wird, dann wird es immer wichtiger, dem non-verbalen Verhalten größere Aufmerksamkeit zu schenken oder zu versuchen, fragmentierte Äußerungen zu entschlüsseln. Die Arbeit von John Killick und Kate Allan (Killick und Allan 2001) hat im Vereinigten Königreich großen Einfluss auf das Bemühen gehabt, Praktiker in der Anstrengung zu unterstützen, die Person mit Demenz in imaginativer, kreativer und reflektierender Weise zu verstehen. In einer Veröffentlichung aus dem Jahr 2006 beschreiben Killick und Allan ihre Arbeit mit Menschen mit einer weit fortgeschrittenen

Demenz, die dem Tode nahe sind. Ihr auf Prinzipien der «Koma-Arbeit» fußender Ansatz nutzt Video- und Audioaufzeichnungen und schenkt dem Detail große Beachtung:

«Wir haben kein Empfinden davon, wie die Zeit vergeht. Das heißt, wir leben in der Wirklichkeit des Augenblicks, ohne Vergangenheit und ohne Zukunft. Wir investieren all unsere Energie in das Jetzt, nicht in das Damals oder das Später. Mitunter verursacht dies uns sehr viel Angst, weil wir uns Sorgen über Vergangenheit oder Zukunft machen, da wir deren Existenz nicht «fühlen» können. Aber dieses Faktum, dass wir in der Gegenwart leben, mit spiritueller Tiefe und ein paar verworrenen Gefühlen statt mit Kognition, bedeutet, dass ihr mit uns auf einer Tiefenebene durch Berührung, Augenkontakt, einem Lächeln in Kontakt treten könnt.» (Bryden 2005, S. 99)

Eine andere Möglichkeit, Pflegepraktiker darin zu unterstützen, Menschen mit Demenz mehr Aufmerksamkeit zukommen zu lassen, besteht darin, ihnen eine strukturierte Beobachtungsmethode zu vermitteln. Dementia Care Mapping (DCM) ist, zumindest zu einem Teil, der Versuch, Pflegepraktikern dabei zu helfen, aufmerksam zu sein und sorgfältig zu beobachten. Tom Kitwood hat DCM im Kern als «ernsthaften Versuch» definiert, «den Standpunkt der Person mit Demenz einzunehmen, indem man sich eine Kombination aus Empathie und Beobachtungsgabe zunutze macht» (Kitwood 1997a, S. 4).

Eine ganze Anzahl von Praktikern hat über die Auswirkungen dieser Art von Beobachtung geschrieben, die ihnen Aspekte des menschlichen Lebens offenbart hat, die sie sonst in ihrer täglichen Arbeit niemals beachtet hätten. Die Pflegeassistentin Vera Bidder hat beispielsweise beschrieben, wie DCM ihre empathische Reaktion auf Personen mit einer Demenz in ihrem pflegerischen Handeln verändert hat (Bidder in Packer 1996, 22):

«Kurz nach Abschluss des DCM Kurses entwickelte sich bei mir eine große Sensibilität gegenüber all den Herabwürdigungen von Menschen mit Demenz, die im DCM Detraktionen genannt werden und in meinem Pflegealltag noch immer vorkamen. … Ich war gerade damit beschäftigt, jemandem beim Baden zu helfen, dem es sehr schwer fiel, sich dabei mit mir zu unterhalten. Da wurde die Tür aufgerissen und der trennende Vorhang zurückgezogen. Ich legte Protest ein, worauf man mir entgegenhielt: «Es ist doch nur ein Patient!» Ich war richtig wütend, denn ich fühlte mich, als sei man so mit mir umgegangen. *Ich* war diejenige, deren Privatsphäre da verletzt worden war. Ich habe mich dann bei der Person entschuldigt, obwohl ich gar nichts dafür konnte.»

Obwohl DCM eine Art ist, Pflege in den generell zugänglichen, gemeinschaftlichen Bereichen einer Pflegeumgebung formal zu beobachten, zeigt die Resonanz, die uns nach Schulungskursen erreicht, dass der Versuch, Pflegenden beizubringen, der Perspektive von Menschen mit Demenz mehr Beachtung zu schenken, den Grad an Empathie durch sämtliche Pflegesituationen hindurch erhöht. DCM bietet Pflegeteams eine Rückmeldung darüber, wie die Menschen, denen ihr pflegerisches Handeln gilt, das tägliche Leben erfahren. Durch einen solchen Prozess werden Pflegemitarbeiter dazu befähigt, Pflege aus der Sicht der Person mit Demenz zu betrachten (Brooker, Edwards und Benson 2004).

4.2.3 Die Vorstellungskraft bemühen

Die eigene Vorstellungskraft zu nutzen, um sich in die Lage von jemandem zu versetzen, der versucht, mit den Symptomen einer Demenz zurechtzukommen, ist ein sehr wirkungsvolles Mittel, um Empathie zu vertiefen. Im Zusammenhang mit Demenz ist oftmals von Symptomen wie Desorientierung, von Aphasien und Apraxien die Rede. Was dabei jedoch zumeist übersehen wird ist, wie sich diejenigen fühlen, die diese Symptome am eigenen Leib erfahren.

Im Bereich Demenz zu arbeiten bedeutet, sehr schnell zu lernen, dass eine Demenz an der Stärke der Emotionen eines Menschen nichts ändert; die Gefühle sind so stark wie eh und je. Die kognitiven Fähigkeiten gehen zurück; an der Tiefe des Fühlens ändert dies nichts. Tatsächlich ist das Gefühlsempfinden bei vielen stärker ausgeprägt denn je, was zum Teil mit dem Abbau der willensbezogenen Kontrolle zu tun hat, die Bestandteil einer Demenz sein kann. Ärger, Freude, Trauer und Aufgeregtheit stellen sich oftmals sehr leicht ein.

Im Gespräch mit Menschen mit Demenz findet ein andauerndes Wechselspiel statt zwischen Erinnerungen, die im Gedächtnis abgelegt sind und dem, was im Hier und Jetzt passiert. Vergangene Ereignisse und Erinnerungen fühlen sich sehr viel präsenter an als aktuellere. Gegenwärtige Ereignisse lösen Erinnerungen an Vergangenes aus. Was zum gegenwärtigen Moment geschieht, hat eine bedeutsame Auswirkung darauf, wie die Person sich fühlt. In person-zentrierten Trainingseinheiten fordere ich die Teilnehmenden häufig dazu auf, mich auf eine Phantasiereise zu begleiten und dabei ihre individuellen Erinnerungen und ihre Persönlichkeit im Zusammenspiel mit einigen der Symptome einzubringen, die uns aus der Demenzforschung bekannt sind. Im Kasten auf der nächsten Seite findet sich ein Beispiel hierfür.

Diese Art von Übung kann sehr wirkungsvoll sein. Sie erhöht die Empathie und Bewusstheit in Bezug auf die Bedürfnisse anderer. Sie verringert die Distanz zwischen «uns» und «ihnen». Sie hilft uns dabei zu erkennen, dass wir alle Menschen und aufeinander angewiesen sind, um überleben zu können.

Rollenspiele und andere Methoden, die die poetische Vorstellungskraft anregen, können den Weg zu epiphanem Wissen weisen (Hawkins 2005) – gemeint ist ein Verstehen, das sich in blitzartigen Einsichten oder einem «Glühbirnen-Moment» äußert, wenn «der Groschen fällt» oder es einem «wie Schuppen von den Augen fällt». Film, Lyrik, Belletristik, persönliche Berichte, Beobachtungen oder Gespräche mit Betroffenen – sie können allesamt Wege zu dieser Form von Verstehen sein.

Eine Phantasiereise zur Vertiefung der Empathie mit Menschen mit Demenz unter Führung eines DCM-Trainers

«Ich fordere die Pflegemitarbeiter auf, sich vorzustellen, sie seien etwas älter als dies im Augenblick tatsächlich der Fall ist und befänden sich in einer Pflegeumgebung, die sie gut kennen. Ich gebe ihnen Anleitungen, sich genau vorzustellen, wo sie sitzen, was sie von dieser Position aus wahrnehmen können und wie die Leute aussehen, die sich ebenfalls dort aufhalten. Wer geht an ihnen vorbei? Wie sehen diejenigen aus, die vorübergehen? Wie sind sie angezogen? Welche Geräusche sind zu hören? Welche Gerüche nehmen sie wahr? Dann beschreibe ich, dass sie diesen Ort nicht kennen, dass er ihnen aber irgendwie vertraut erscheint. Sie wissen nicht, wie sie hierher gekommen sind oder wie sie wieder nach Hause gelangen können. Sie können sich nicht daran erinnern, wo ihr Auto ist. Sie haben kein Geld, keine Kreditkarten, keinen Schlüssel. Bei manchen der Leute um sie herum beschleicht sie ein ungutes Gefühl; bei anderen fühlt es sich wiederum gut an. Sie haben den Eindruck, ein paar der Personen um sie herum möglicherweise zu kennen; ihnen fällt aber um nichts in der Welt irgendein Name ein. Ein paar von den anderen scheinen Ihren Namen zu kennen; andere nennen Sie bei einem Namen, der Ihnen fremd ist.

Ich beschreibe die Symptome von Kommunikationsschwierigkeiten – dass es ihnen schwer fällt zu erklären, was sie wollen, dass sie häufig den Gesprächsfaden verlieren und das passende Wort nicht finden. Ich erkläre, dass sich ihre Bewegungen sehr unbeholfen anfühlen und dass selbst einfachste Verrichtungen, von denen sie wissen, dass sie sie beherrschen sollten, ihnen daneben gehen. Ich erkläre, dass sie womöglich Schmerzen haben, aber keine Ahnung, warum und wieso. Ich sage ihnen, dass ihre Gefühle nach wie vor die gleichen sind. Was ihnen stets ein Lächeln entlockte oder sie zum Lachen brachte, entlockt ihnen auch in dieser Situation ein Lächeln oder bringt sie zum Lachen. Und was sie immer zum Weinen gebracht hat, bringt sie auch in dieser Situation zum Weinen.

Am Ende der Übung frage ich dann, was sie sich in einer solchen Situation wünschen. Was könnte dazu beitragen, ein wenig von ihrem Leiden zu beseitigen? Und ich frage sie, was genau es ist, das sie in einer solchen Situation unter keinen Umständen wollen würden. Was sollte ihnen auf keinen Fall passieren? Was würde ihr Leiden noch verschlimmern? Ich fordere sie auf, Verbindung mit ihrem Langzeitgedächtnis aufzunehmen und sich vorzustellen, wo sie sich befinden könnten. Ich sage ihnen auch als Beobachter, was ich sie tun sehe.

Am Ende der Übung unterscheiden sich die spezifischen Dinge, die Menschen sich angesichts einer Lebenssituation mit Demenz wünschen – entsprechend der jeweils unterschiedlichen Lebensgeschichte und Persönlichkeit. Die überwiegende Mehrheit wünscht sich behutsamen und freundlichen Kontakt. Viele möchten, dass man sie in den Arm nimmt und festhält; ein paar wollen dies nicht. Alle wünschen sich, dass jemand da ist, der ihre Ängste ernst nimmt. Alle wünschen sich, dass sich jemand die Zeit nimmt, um auf sie zuzugehen, weil sie sich nicht imstande fühlen, dies selbst zu tun. Niemand möchte ignoriert, herablassend behandelt, abblitzen gelassen oder gedrängt werden. Die Vorstellungen, wo sie sich befinden könnten, variieren sehr stark. Oft genannt werden Schule, Arbeitsplatz und «ganz bestimmt nicht zu Hause». Verhaltensweisen, die als Reaktion auf die Situation genannt werden, sind Flucht oder die Suche nach etwas, was Trost spendet oder vertraut ist. Andere sagen, dass sie sicherlich ziemlich aggressiv würden, vor allem wenn man sie davon abhalten würde, diesen Ort zu verlassen. Die Mehrheit sagt, dass sie ruhig dasitzen wurden, wenngleich innerlich angespannt und auf der Hut, und hoffen würden, dass niemand ihnen weh tut.» (Brooker und Surr 2005, S. 20)

Im DCM benutzen Trainer Rollenspiele, um die Empathie für die gelebte Erfahrung der Demenz zu vertiefen und auch, um den Teilnehmenden dabei zu helfen, präzise zu beobachten. Selbst in einer solchen Gruppe von Personen, die sich alle schon zuvor mit der gelebten Erfahrung von Menschen mit Demenz auseinandergesetzt haben, kann das Rollenspiel ein Weg zu epiphanem Wissen sein. Ich erinnere mich an ein Erlebnis, bei dem ich es mit einem sehr erfahrenen Praktiker aus der Pflege von Menschen mit Demenz zu tun hatte. Diese Person absolvierte bei mir die Ausbildung zum DCM-Trainer und legte in Bezug auf Rollenspiele eine große Unsicherheit an den Tag. Seine Ängste verdichteten sich schließlich in dem Bemühen, bei der Veranschaulichung der Verhaltenscodes des DCM durch Nachspielen eine perfekte Vorstellung abzuliefern. Als die Reihe an ihm war, einen Verhaltenscode darzustellen, entschied er sich dafür, sich an einem Bewohner zu orientieren, den er gut kannte, um das betreffende Verhalten so korrekt wie irgend möglich wiedergeben zu können. Ein Verhalten, das er vorführen sollte, war, in seiner Leidenssituation immer wieder zu rufen und keine Antwort zu erhalten. Später vertraute er mir an, dass dies eine sehr sonderbare Erfahrung für ihn gewesen sei. Er habe sich plötzlich dabei ertappt, nach seiner Frau zu rufen, ohne dies in irgendeiner Weise beabsichtigt zu haben. Dies eröffnete ihm Zugang zu einem unmittelbaren Verständnis des Zugehörigkeitsbedürfnisses bei Menschen mit Demenz, das er zuvor lediglich auf einer rein intellektuellen Ebene hatte nachvollziehen können.

4.3 Die persönliche Perspektive in der Pflegepraxis

Im Folgenden biete ich eine Reihe von Fragen, mit deren Hilfe sich feststellen lässt, wo Ihre Einrichtung in Bezug auf das Element persönliche Perspektive der person-zentrierten Pflege steht. Für die Indikatoren dieses Elements des VIPS-Ansatzes sollte die Federführung in erster Linie bei denjenigen liegen, die für die laufende Anleitung der Pflegenden bei der täglichen Arbeit und für die unmittelbare Pflegeumgebung verantwortlich sind. Bei den Indikatoren geht es um die Art und Weise, in der die Pflegemitarbeiter mit der eigenen pflegerischen Rolle umgehen und wie Empathie für diejenigen zum Ausdruck gebracht wird, für die sie Pflegeverantwortung tragen.

Ohne Frage: für das direkte, operationale Management einer Einrichtung oder für eine Schicht verantwortlich zu sein, ist ein hartes Brot. Man fühlt sich dabei oftmals so, als würden sämtliche Probleme zu einem getragen. Die Bedürfnisse eines überarbeiteten Teams ausgleichen, dafür sorgen, dass die Schichten von der Personalbesetzung her abgedeckt sind, Krankheitsfälle beim Personal ebenso meistern wie Neuaufnahmen bei den Bewohnern, mit Krankheits- oder Todesfällen angemessen umgehen, auf beunruhigte oder verärgerte Angehörige eingehen und dann auch noch an endlos dauernden Sitzungen teilnehmen müssen – all dies ist normaler Bestandteil des Arbeitstages, wenn man in einer solchen Position tätig ist. Da kann es leicht passieren, dass all diese Dinge den Vorrang vor der Notwendigkeit erhalten, den Mitarbeitern ein Vorbild zu sein und sicherzustellen, dass deren alltägliche Interaktionen mit den Bewohnern die hohen Standards einer person-zentrierten Pflege erfüllen. Wenn keine Beschwerden kommen, dann lässt man sich leicht zu der Annahme verleiten, dass es auch keine Probleme gibt.

Eine person-zentrierte Pflege, die wirklich die Perspektive der Person mit Demenz und insbesondere der Person mit einer fortgeschrittenen Demenz berücksichtigt, ist eine gewaltige Herausforderung. In der Regel wird man in dieser Hinsicht nicht mit Beschwerden konfrontiert, es sei denn, es liegt ein hohes Maß an herausforderndem Verhalten vor. In diesem Fall wird natürlich sofort die Erwartung an Sie gerichtet, das «in den Griff zu bekommen» und «irgendwie zu managen». Die Tatsache, dass Sie dieses Kapitel lesen, bedeutet, dass es Ihnen mit person-zentrierter Pflege ernst ist und Sie den Wunsch haben, pro-aktiv zu handeln, um sicher zu stellen, dass die Menschen, die Ihnen zur Pflege anvertraut sind, die bestmögliche Chance haben, mit ihren Bedürfnissen verstanden zu werden.

Mit den folgenden Fragen kann eine Einrichtung sich ein Urteil darüber bilden, wo sie in Bezug auf das Element persönliche Perspektive der person-zentrierten Pflege steht. Die Fragen helfen dabei herauszufinden, wie gut man in dem Versuch ist, das Leben aus der Warte einer Person mit Demenz zu betrachten, der das pflegerische Handeln in dieser Einrichtung zuteil wird.

1. Kommunikation mit Benutzerinnen und Benutzern einer Einrichtung

Werden Benutzerinnen und Benutzer der Einrichtung im Alltag nach Vorlieben oder ihrer Meinung gefragt? Wird gefragt, ob sie mit einer Entscheidung oder Handlung einverstanden sind?

Um die Meinung einer Person zu kennen, ist es wichtig, dass man sie direkt danach fragt. Es ist jedoch überraschend, wie oft auf diese simple Höflichkeit, dieses normale soziale Miteinander in der Pflege von Menschen mit Demenz verzichtet wird. Dies hat unterschiedliche Gründe. Erstens wird den Äußerungen einer Person mit Demenz häufig Unzuverlässigkeit unterstellt. Und zweitens geht man davon aus, dass es viel Zeit kostet, bis man die Meinung dieser Person in Erfahrung gebracht hat. Nun kann es in der Tat sein, dass Menschen im Laufe der Zeit die Fähigkeit einbüßen, bei einer abstrakten Entscheidung eine auf umfassender Informiertheit beruhende Wahl zu treffen. Es gibt jedoch zuverlässige Anhaltspunkte dafür, dass Menschen sehr wohl in der Lage sind, über weite Strecken ihrer Demenz verlässliche Entscheidungen in Bezug auf seit langem bestehende Vorlieben zu treffen. Selbst wenn die Fähigkeit des sprachlichen Verstehens ernstlich beeinträchtigt ist, wird die betreffende Person sehr wohl das non-verbale Verhalten registrieren, das mit der Frage nach ihrer Meinung oder ihrem Einverständnis einhergeht. Dies kann viel dazu beitragen, der betroffenen Person die Botschaft zu vermitteln, dass sie es Wert ist, sich um sie zu bemühen.

Dies ist etwas anderes als das Bemühen, diejenigen in die Gestaltung eines Produkts oder einer Dienstleistung einzubeziehen, für die diese gedacht sind, indem man Interviews oder eine Erhebung durchführt, um ihre Ansicht einzuholen. Was ich hier meine, ist der ganz alltägliche Vorgang, jemanden zu fragen, was er oder sie essen oder trinken will, wo er oder sie sitzen möchte und was er oder sie braucht, um sich wohl zu fühlen. Es geht um die Frage, ob man sich tatsächlich Tag für Tag darum bemüht, solche Dinge mit dementiell veränderten Menschen zu besprechen. Sind diejenigen, die unmittelbar pflegerisch tätig sind, generell gute Kommunikatoren? Erkennen Sie die Kommunikationsbarrieren, die sich aufgrund sensorischer oder kognitiver Einschränkungen auftun und verfügen sie über Strategien, diese zu überwinden?

Wenn Entscheidungen anstehen, die zu komplex oder zu abstrakt sind, als dass eine Person mit Demenz eine informierte Entscheidung treffen könnte, wenden sich Pflegende dann an Menschen, die die betreffende Person gut kennen, also beispielsweise an Angehörige oder Freunde, die oftmals Auskunft in Bezug auf vormalige Prioritäten oder Vorlieben geben können? Lässt sich dies womöglich dadurch untermauern, dass man die betreffende Person in unterschiedlichen Situationen beobachtet, um ihre Wünsche bestmöglich einschätzen zu können?

All dies lässt sich durch die direkte Beobachtung der Pflegepraxis feststellen. In einer DCM-Evaluation würde sich dies in einer Umgebung, in der der Kommunikation eine hohe Priorität eingeräumt wird, durch ein hohes Vorkommen personaler Aufwerter *[personal enhancers]*[21] wie Verhandlung, Zusammenarbeit, Ermöglichung und Respekt zeigen. Außerdem müsste sich in einem solchen Fall ein generell höherer Grad an Engagement, insbesondere an Engagement mit den Pflegemitarbeitern belegen lassen.

Ob die Meinungen, Wünsche und Ziele der Bewohner bekannt sind, müsste sich anhand einer Überprüfung der Bewohner-Assessments und der Pflegepläne feststellen lassen. Ist die Sichtweise der Person mit Demenz in der gesamten Dokumentation ihrer Betreuung dargestellt?

2. Empathie und vertretbares Risiko

Verfügen die Mitarbeiter über die Fähigkeit, sich in die Lage der Personen zu versetzen, die sie betreuen und Entscheidungen aus deren Perspektive zu durchdenken?

Es wird immer Gelegenheiten geben, bei denen ein Mensch mit Demenz nicht voll und ganz an einer Entscheidung beteiligt sein und die eigene Sichtweise einbrin-

21 «Personale Aufwerter» korrespondieren den «Personalen Detraktionen»: sie sind bestimmte Kennzeichen von Situationen, in denen Menschen mit Demenz durch Interaktion und Kommunikation in ihrer Person gestärkt, genährt, aufgebaut werden: zum Beispiel ein verlangsamtes Tempo, Leistungen von Menschen mit Demenz würdigen, aufrecht sein im Kontakt, Gefühle anerkennen und würdigen. Vgl. DCM 8 User's Manual, Bradford Dementia Group 2005. (Anm. d. Herausgeber)

gen kann. Aus diesem Grund ist es wichtig, dass die Mitarbeiter in der Lage sind, Dinge aus der Warte der Person mit Demenz zu durchdenken. Dies kann dort besonders wichtig sein, wo es um Aspekte der Risikoabschätzung geht.

Beim Thema Vorsichtsmaßnahmen besteht oftmals ein derartiger Druck, dass man sehr leicht auf Irrwege geraten kann. Ganz besonders gilt dies für Situationen, in denen ein gewisses Risikomoment enthalten sein kann.

Menschen mit Demenz stellen in unserer Gesellschaft eine verwundbare Gruppe dar und es ist absolut richtig, dass diejenigen, die für ihre Betreuung verantwortlich sind, um ihre Sicherheit bemüht sind. Im Falle von Menschen mit Demenz besteht jedoch die Gefahr, sie durch Sicherheitsvorkehrungen derart einzuschränken, dass ihnen jegliche Lebensqualität verloren geht. Da Menschen mit Demenz aufgrund von Gedächtnisproblemen und eingeschränktem Kommunikationsvermögen oftmals nicht in der Lage sind, ihre Wünsche zu äußern, kann man in Bezug auf ihre Sicherheit leicht auf Abwege geraten, sodass ihr Leben aus wenig mehr als Essen, Schlafen und dem Gang zur Toilette besteht.

Allzu leicht werden die verborgenen Gefahren und Risiken für das emotionale Wohlbefinden in Form von Langeweile, Hilflosigkeit, Depression und Selbstaufgabe übersehen. Oft ist es Sache der verantwortlichen Betreuungsperson oder eines Pflege-Experten, zugunsten des emotionalen Wohlbefindens für die Person mit Demenz die Funktion eines Fürsprechers *[advocacy]* zu übernehmen. Dabei hilft Wissen darüber, was der betreffenden Person gegenwärtig Freude macht und welche Interessen sie in der Vergangenheit hatte, um auf der Grundlage umfassender Informiertheit zwischen verschiedenen Möglichkeiten zu wählen.

Will man dies in die Praxis umsetzen, dann müssen die Mitarbeiter eine begründete Aussage dazu machen können, ob es jemandem in seiner augenblicklichen Situation relativ gut oder schlecht geht. Können Mitarbeiter verbale und non-verbale Zeichen zutreffend identifizieren, beschreiben oder auf sie reagieren? Wird dies als Teil eines risikobezogenen Entscheidungsprozesses auch tatsächlich getan?

Wenn man die Dokumentation eines Risiko-Assessments und Pflegepläne überprüft, ist es nützlich zu sehen, ob Entscheidungen ausschließlich unter Berücksichtigung des Aspekts der physischen Sicherheit getroffen wurden oder ob der Versuch unternommen wurde, sich unterschiedliche Optionen und Handlungsmöglichkeiten aus Sicht der Person mit Demenz und unter dem Aspekt ihres emotionalen Wohlbefindens anzuschauen. Bei einer Praxisbeobachtung weisen die personalen Aufwerter entspanntes Tempo, Validation und Erleichterung bei einem gleichzeitig vorhandenen niedrigen Grad an zurückgezogenen und depressiven Zuständen darauf hin, dass sich das pflegerische Handeln der Mitarbeiter tatsächlich durch das Moment der Empathie auszeichnet.

3. Die physische Umgebung

Wird die physische Umgebung, zum Beispiel in Form von Lärm oder Temperatur, tagtäglich so beeinflusst, dass Menschen mit Demenz sich wohlfühlen?

Menschen mit Demenz sind oftmals auf andere Menschen angewiesen, wenn es darum geht, ihre physische Umgebung zu kontrollieren. Stellen Sie sich einmal vor, Sie sind achtzig Jahre alt oder älter, haben eine Demenz, sind an einen Sessel gebunden, weil Sie nicht mehr richtig laufen können und sitzen tagtäglich zehn Stunden in ein- und derselben Haltung in ein- und demselben Sessel im gleichen Aufenthaltsraum. Nebenan ist den ganzen Tag ein Radiosender zu hören, der Popmusik spielt. In Ihrem Aufenthaltsraum läuft das Fernsehgerät in voller Lautstärke; der ausgewählte Kanal zeigt abwechselnd Seifenopern und Kindersendungen. Sie können aus keinem der Fenster schauen, weil die Fensterbänke sich über Ihrer Augenhöhe befinden. In unvorhersehbaren Zeitabständen ertönt eine laute Rufklingel; ein anderes Klingelzeichen ertönt jedes Mal, wenn jemand das Haus durch den Haupteingang betritt oder verlässt. Durch die Flure, in denen kein Teppich liegt, hallen Schritte; die Hörhilfe Ihres Nachbarn auf der rechten Seite pfeift den ganzen Tag und Ihnen ist kalt. Das ist die gelebte Erfahrung vieler Menschen, die in Pflegeeinrichtungen leben. Mag sein, dass der physischen Umgebung beim Bau der Einrichtung Aufmerksamkeit geschenkt wurde – womöglich hat man sogar einen Architekturpreis dafür gewonnen. Aber wenn die Mikroumgebung nicht so beeinflusst wird, dass die Menschen, die dort leben, sich wohlfühlen, dann war diese Anstrengung vergeblich.

Es ist wichtig, dass die Mitarbeiter ihre empathischen Fähigkeiten tagtäglich gebrauchen, um befindlichkeitsbezogene Bedürfnisse bei Menschen mit Demenz aktiv wahrzunehmen. Wie bekannt können die Betroffenen uns oft nicht mitteilen, dass sie sich nicht wohl fühlen und sie schaffen es häufig auch von sich aus nicht, ihr Unbehagen zu lindern. So etwas kann im Laufe eines Tages mehrfach passieren.

Schauen wir uns einmal ein paar Vorkommnisse an, die sich im Laufe eines Morgens ereignen können: Beim Frühstück steht die Tasse etwas weiter weg und wird daher übersehen, so dass die betreffende Person nichts trinkt. Beim Anziehen wird das Kleidungsstück nicht ganz exakt angezogen, so dass es an einer Stelle reibt und die Haut reizt. Dann wird die Person in einen Sessel neben dem Fenster gesetzt, wo es rasch ziemlich warm wird. Da die Sonne durch das Fenster scheint und blendet, sieht die immer durstigere Person nicht, dass der Wagen mit Getränken vorbeikommt. Da der Durst immer mehr zunimmt, stellt sich Unruhe ein und sie beginnt hin- und herzulaufen, um das Unbehagen irgendwie loszuwerden. Keines dieser Geschehnisse ist an und für sich besonders gravierend, aber wenn man dem Ganzen keinen Einhalt gebietet, kann die kumulative Wirkung ziemlich verheerend sein und es kann sich womöglich eines der herausfordernden Verhalten entwickeln, auf die wir später noch ausführlicher zu sprechen kommen.

Geschehnisse wie diese kommen oftmals durch direkte Praxisbeobachtung wie beispielsweise durch DCM zutage. In Pflegeumgebungen, wo viel los ist, kann sich ein Szenario wie das soeben beschriebene sehr leicht einstellen, wenn keine Schritte unternommen werden, um das Risiko hierfür einzudämmen. So sich die Mitarbeiter durch einen hohen Grad an Empathie auszeichnen, macht sich dies in einer DCM-Evaluation durch eine große Häufigkeit personaler Aufwerter wie Wärme, Gehalten werden, entspanntes Tempo, Validation und Erleichtern bemerkbar.

Eine Erkenntnis, die sehr häufig durch DCM-Evaluation gewonnen wird, betrifft den Grad von negativem Stress, der durch umgebungsbezogene Faktoren ausgelöst wird und die sich leicht beheben lassen, sobald sie als Problemverursacher erkannt sind. Ein Gespür für eine Mikro-Umgebung wie beispielsweise einen Aufenthaltsraum zu entwickeln, ist nur möglich, wenn man sich einmal ganz bewusst Zeit dafür nimmt, sich dort irgendwo hinzusetzen und einfach wahrzunehmen, was vor sich geht. Es kann sehr aufschlussreich sein, einfach dazusitzen und die Atmosphäre in einer der Sitzecken in sich aufzunehmen. Was man im normalen Alltag als belebten und produktiven Arbeitsplatz erlebt, kann sich ganz anders anfühlen, wenn man diesen Ort aus der Warte einer Bewohnerin oder eines Nutzers erfährt. Heißt das Ambiente einen willkommen? Sind Temperatur und Geräuschkulisse auch dann annehmbar, wenn man diesbezüglich etwas empfindlicher ist? Ist das Angebot zwischen sensorisch reichen und eher ruhigen Örtlichkeiten ausgeglichen?

4. Körperliche Gesundheit

Wird jenen Bedürfnissen genügend Aufmerksamkeit geschenkt, welche die körperliche Gesundheit betreffen? Schließt dies auch Schmerz-Assessments und mit dem Hören und Sehen zusammenhängende Probleme ein?

Wie bereits dargelegt, können bei Menschen mit Demenz sehr leicht gesundheitliche Probleme vorliegen, die lange Zeit unentdeckt bleiben, so die betreuenden Personen um sie herum nicht sehr wachsam sind und nach Ursachen suchen, wenn der Grad der Irritation bei einem Bewohner auf einmal größer wird. Zu einer guten Pflege von Menschen mit Demenz gehört, dass jeder plötzliche Anstieg des Irritationsgrades auch auf den Verdacht hin überprüft wird, dass möglicherweise ein gesundheitliches Problem vorliegt, das zu der generellen Verwirrtheit beiträgt. Körperliche Leistungsfähigkeit und körperliches Wohlbefinden müssen ernst genommen werden. Ein schlechter Gesundheitszustand verstärkt die von einer Demenz herrührende Beeinträchtigung. Schmerz bleibt bei Menschen mit Demenz oftmals unentdeckt und die Manifestationen von Beschwerden können leicht als Episoden eines «herausfordernden Verhaltens» missdeutet werden. Da Menschen mit Demenz sich an aktuellere Situationen, in denen sie Schmerzen hatten, möglicherweise nicht erinnern können oder Schwierigkeiten haben, die passenden Worte zu finden, um ihre Symptome zu beschreiben, sind die Pflegenden verpflichtet, hier pro-aktiv zu handeln.

Übersehene altersbedingte sensorische Beeinträchtigungen wie etwa eine Brille, die nicht die richtige Stärke hat oder eine Hörhilfe, die nicht richtig funktioniert, sind oftmals unbeachtet bleibende Verursacher von Kommunikationsproblemen. Wenn jemand schlecht sieht und aufgrund seiner Demenz eine Aphasie entwickelt hat, verschlimmert sich dies noch zusätzlich, wenn nicht alles getan wird, um mit einer korrekt angepassten Prothese Hilfestellung zu leisten. Um es nochmals zu sagen: die Demenz kann Ursache dafür sein, dass die Brille verloren gegangen ist oder sich die Person nicht darüber beschweren kann, dass das Hörgerät nicht oder schlecht funktioniert. Hier müssen die Experten und sämtliche Mitarbeiter für sie wachsam sein.

Wie lässt sich gesundheitsbezogene Wachsamkeit belegen? Hier kann man wiederum auf eine Überprüfung der Pflegepläne zurückgreifen und sollte dabei besonders auf das Schmerzmanagement achten. Eine Analyse möglicher vormaliger Einweisungen ins Krankenhaus kann mitunter offenbaren, ob Probleme, die mit der körperlichen Gesundheit zu tun haben, zu spät erkannt werden oder nicht. Eine Überprüfung der Brille oder Hörhilfe oder auch der Zahnprothese kann ebenfalls sehr aufschlussreich sein.

5. Herausforderndes Verhalten als Kommunikation

Wird herausforderndes Verhalten analysiert, um die ihm zugrunde liegenden Ursachen aufzudecken?

Es ist viel über das Erfordernis geschrieben worden, so genanntes «herausforderndes Verhalten» aus der Warte der Person mit Demenz zu verstehen. Der Begriff deckt eine ganze Bandbreite von Verhaltensweisen ab, aber für unseren Zusammenhang hier möchte ich vor allem auf folgende Erscheinungsformen aufmerksam machen: erhöhter negativer Stress, Aggression, Angstgefühle, Paranoia, unangemessenes sexuelles Verhalten, Niedergeschlagenheit, Zurückgezogensein und Selbstverletzungen.

Christine Bryden schreibt hierzu:

> «Die Welt funktioniert so viel schneller als wir, alles saust herum und man bittet uns, etwas zu tun oder zu reagieren oder etwas zu spielen oder sich an einer Aktivität zu beteiligen. Aber das geht alles viel zu schnell, wir haben das Bedürfnis zu sagen: ‹Geh weg, mach doch langsamer, lass mich in Ruhe, geh einfach weg!› Herausforderndes Verhalten? Ich denke, es handelt sich um adaptives Verhalten, mit dem ich mich auf meine Pflegeumgebung einstelle.» (Bryden 2005, S. 128).

In der person-zentrierten Pflege versuchen wir, den Sinn hinter jedem Verhalten zu verstehen und dies als Ausgangspunkt zu nehmen, um denjenigen, die Stress erleben, zu helfen. Der erste Schritt besteht in dem Versuch, die Funktion des Verhaltens für das Individuum zu verstehen und herauszufinden, was die Person uns durch ihr Verhalten mitzuteilen versucht. Dies wird dann ganz besonders deutlich, wenn Menschen mit Demenz Stress erleben, dies aber durch normale Kanäle nicht vermitteln können. So kann es also sein, dass wir die Person in einer

Art und Weise handeln sehen, die mit dem Etikett «herausforderndes Verhalten» versehen ist wie etwa verbale oder körperliche Aggression, Selbstverletzung, ständig wiederholtes Fragen, Fluchtverhalten, paranoides Verhalten, anklagendes Verhalten, sozial oder sexuell unangemessenes Verhalten etc. Ein derartiges Verhalten verursacht sowohl bei der Person, bei der es auftritt als auch bei denjenigen, die die sorgende Rolle einnehmen, viel Leid.

Eine person-zentrierte Reaktion wäre, die Herausforderung, die in diesem Verhalten steckt, als Aufforderung an uns zu verstehen, die Ursachen des Verhaltens zu entdecken und der Person dabei zu helfen, einen Zustand zu erreichen, in dem sie sich relativ wohl fühlt. Die Perspektive des Adressaten unserer pflegerischen Bemühungen einzunehmen und dies als einen Teil unserer detaillierten Analyse zu nutzen, trägt zur Entwicklung eines planvollen Vorgehens bei, das Personsein unterstützt.

Die Gründe für herausforderndes Verhalten lassen sich in aller Regel mit Hilfe des Angereicherten Modells der Demenz entschlüsseln. Kann es sein, dass es durch die bestehende kognitive Einschränkung zu Fehlinterpretationen bestimmter Situationen kommt oder sich die betreffende Person aufgrund ihrer Beeinträchtigung durch bestimmte Situationen überfordert fühlt? Liegt möglicherweise eine fehlende Passung zwischen Vorlieben und Bedürfnissen der Person und dem vor, was die Pflegeumgebung ihr bietet? Ist vielleicht ein unbehandeltes körperliches Leiden vorhanden, das einen erhöhten Grad von Verwirrtheit oder Schmerzen verursacht? Entspricht der Grad der Pflege und Betreuung den Bedürfnissen des Personseins auf Seiten des Betroffenen? Die Praxis, sich pro-aktiv zu verhalten und stets in Betracht zu ziehen, wie eine Situation für die Person mit Demenz aussehen und sich anfühlen könnte, sollte zu einem niedrigeren Vorkommen von herausforderndem Verhalten führen. Ich habe in meiner Zeit als professionell Pflegende in vielen Spezialeinheiten und Gruppen gearbeitet, die eigens für Menschen mit herausforderndem Verhalten geschaffen wurden und die sich generell durch eine Atmosphäre relativer Ruhe auszeichnen. Dem gelegentlichen Besucher mag es so vorkommen, als ob die Mitarbeiter dort nicht besonders viel tun, außer dass sie ihre Zeit wo nötig den Bewohnern widmen. Doch dahinter steckt jede Menge in einen Lernprozess investierte Zeit und Mühe, in dem sich die Mitarbeiter mit der Perspektive derjenigen, die sie betreuen, auseinandergesetzt haben und damit, wie sich die so gewonnenen Erkenntnisse in den Pflegealltag umsetzen lassen.

Die mit solchen Spezialumgebungen verbundene Schwierigkeit zeigt sich, sobald jemand in eine andere Einrichtung wechselt, wo die Mitarbeiter nicht über diese besonderen Kompetenzen und Fähigkeiten verfügen. In einem solchen Fall kommt das herausfordernde Verhalten in aller Regel sehr schnell wieder zum Vorschein, wenn die Betroffenen erneut in Situationen geraten, in denen die Kompetenz fehlt, den Standpunkt derjenigen wahr zu nehmen, die auf die Sorge anderer angewiesen sind.

Eine Pflege, die nicht auf die Person zentriert ist, betrachtet herausforderndes Verhalten vorzugsweise als integralen Bestandteil der Demenz. Damit ist die Auffassung verbunden, dass ein solches Verhalten nicht durch adäquates pflegerisches Handeln veränderbar ist, sondern dass es vielmehr darum geht, das Verhalten irgendwie «in den Griff zu kriegen». In einem solchen Fall dürften die Reaktionen auf das Auftreten von herausforderndem Verhalten in einschränkenden Maßnahmen, einem «Verhaltensmanagement» und der Verabreichung von Medikamenten oder einer Verbindung dieser drei Maßnahmen bestehen.

Was in der alltäglichen Pflegepraxis Ihrer Einrichtung tatsächlich geschieht, lässt sich durch eine kritische Sichtung der Pflegepläne analysieren. Eine derartige Überprüfung zeigt, ob nach möglichen Ursachen für ein auftretendes herausforderndes Verhalten gesucht wurde. Oftmals weist ein Blick auf die Dosierung der verordneten Neuroleptika bereits darauf hin, ob die Medikamentengabe eine unmittelbare Reaktion auf das Auftreten des Verhaltens darstellt oder nicht.

6. Advocacy (die Rolle eines Fürsprechers für die Person mit Demenz einnehmen)

Wie werden die Rechte des Individuums gewahrt, wenn die Handlungen eines von Demenz betroffenen Individuums mit der Sicherheit und dem Wohlergehen anderer in Konflikt geraten?

Die schwierigsten Situationen, mit denen Mitarbeiter und Bewohner in Einrichtungen der Langzeitpflege umgehen müssen, sind solche, in denen die Rechte eines Individuums mit der Sicherheit und dem Wohlbefinden anderer in Widerspruch geraten. Dies ist beispielsweise dann der Fall, wenn ein desorientierter Bewohner in einer Wohnanlage andauernd bei seinen Nachbarn an die Türen klopft. Dies ist auch der Fall, wenn bei einem Bewohner eine sexuelle Enthemmung eingetreten ist und dieser nun anderen sexuelle Avancen macht, die nicht willkommen sind. Als erste spontane Reaktion auf eine solche Situation kommt der Wunsch auf, dass die Person, die die Schwierigkeiten verursacht, in eine andere Einrichtung gebracht wird. Das mit einer solchen Reaktionsweise verbundene Problem besteht darin, dass sich die Situation desjenigen, der ein solches Verhalten entwickelt hat, dadurch noch mehr verschlimmern könnte und man die Schwierigkeiten einfach auf andere abschiebt. In manchen Fällen kann es tatsächlich so sein, dass die betreffende Person anderswo besser aufgehoben ist, weil dort die Pflegemitarbeiter besser ausgebildet sind und der Personalschlüssel ein besserer ist.

Für Situationen wie die geschilderten gibt es keine Patentlösungen. Sie kommen jedoch so häufig vor, dass man in einer Einrichtung ein Vorgehen festlegen sollte, das im gegebenen Fall als Handlungsrahmen dienen kann. Wenn ein Konflikt auftritt, wird dies in aller Regel eine Fallkonferenz oder eine Fallbesprechung[22] nach sich ziehen.

---

22 In den bereits erwähnten «Rahmenempfehlungen» des Bundesgesundheitsministeriums (BMG 2006) wurde so genannten Fallkonferenzen oder Fallbesprechungen im Rahmen der «Verstehenden Diagnostik» eine zentrale Rolle bei der person-zentrierten Versorgung von Menschen mit Demenz zugedacht. Die Autoren sahen die Einführung dieser als unerlässlich an. (Anmerkung d. Herausgeber)

Hier sollte jemand für die Person einstehen, die ihre Seite nicht selbst vertreten kann. In manchen Situationen kann ein Sozialarbeiter oder eine kommunale Gesundheits- und Krankenpflegerin diesen Part übernehmen. In anderen könnte die Einrichtung einen auf *Advocacy* spezialisierten professionellen Dienst hinzuziehen.

Wie eine Einrichtung mit solchen Situationen umgeht, lässt sich überprüfen, indem man sich die dort etablierten Richtlinien und Verfahrensweisen anschaut und sich mit den Umständen der Fälle befasst, in denen Umzüge oder Verlegungen stattgefunden haben.

4.4 Zusammenfassung

Bei Element 3 person-zentrierter Pflege geht es um eine Pflege, die versucht, das Leben aus der Sicht der Nutzerinnen und Nutzer einer Pflegeeinrichtung zu betrachten. Pflege wird auf eine Art und Weise geboten, die dem Wohlbefinden der Menschen mit Demenz den Vorrang gibt. Der Grad, zu dem Einrichtungen die Perspektive von Menschen mit Demenz ernst nehmen, lässt sich abschatzen, indem man sich die Reaktionen auf so genanntes herausforderndes Verhalten und dessen Ausmaß anschaut und die tagtägliche Kommunikation, die empathischen Fähigkeiten der Mitarbeiter, die praktizierte Achtsamkeit in Bezug auf körperliche Gesundheit und den Einsatz eines Fürsprechers betrachtet.

5 Soziale Umgebung

Element 4 der person-zentrierten Pflege besteht darin, eine soziale Umgebung zu schaffen, die psychische Bedürfnisse unterstützt

Eine unterstützende soziale Umgebung bieten; erkennen, dass alles menschliche Leben in Beziehungen gründet und dass Menschen mit Demenz eine angereicherte soziale Umgebung benötigen, die sowohl ihre Beeinträchtigungen kompensieren kann als auch Möglichkeiten persönlichen Wachstums begünstigt.

5.1 Schlüsselindikatoren für die soziale Umgebung

Die folgenden Charakteristika können als Indikatoren für das Vorhandensein einer person-zentrierten Pflege in Bezug auf deren viertes Element – die soziale Umgebung – betrachtet werden:

- **Einbeziehung/Inklusion:** Unterstützen die Mitarbeiter Menschen mit Demenz dabei, in Unterhaltungen einbezogen zu werden und mit anderen in Beziehung zu treten? Wird über diese Personen hinweg kommuniziert oder bemüht man sich, dies zu vermeiden?
- **Respekt:** Werden die Bewohnerinnen und Bewohner mit Respekt behandelt? Wird darauf geachtet, dass Menschen nicht herabgesetzt werden, indem man sie zurechtweist oder etikettiert?
- **Wärme**: Zeichnet sich die Atmosphäre durch emotionale Wärme und Akzeptanz der Bewohner aus? Vermitteln diese den Eindruck, als ob es ihnen gut gehe oder wirken sie eingeschüchtert und vernachlässigt?
- **Validation**: Werden die Ängste der Menschen ernst genommen? Lässt man sie über lange Zeiten hinweg allein, wenn sie Stress durchleben?
- **Befähigen:** Wirken die Mitarbeiter darauf hin, dass Menschen mit Demenz aktiv für sich Sorge tragen und handeln können? Lässt sich feststellen, dass Menschen nicht behandelt werden, als seien sie Gegenstände und hätten keine Gefühle?

- **Teil des Gemeinwesens sein:** Gibt es Belege dafür, dass Bewohner andere Einrichtungen in der Kommune nutzen und von Menschen aus der Kommune regelmäßig besucht werden?

«Wie ihr euch uns gegenüber verhaltet, hat eine große Auswirkung auf den Verlauf der Krankheit. Ihr könnt unser Personsein stärken und uns das Gefühl geben, gebraucht und geschätzt zu werden. Die Zulu haben ein Sprichwort, das viel Wahrheit in sich birgt: ‹Zur Person wird man durch andere.› Gebt uns Rückversicherung, Umarmungen, einen Sinn im Leben. Schätzt uns für das, was wir noch tun und sein können. Stellt sicher, dass uns soziale Netze erhalten bleiben. Es ist sehr schwer für uns, das zu sein, was wir vormals waren, also lasst uns einfach diejenigen sein, die wir jetzt sind und seht die Anstrengungen, die wir machen, um zu funktionieren.» (Bryden 2005, 127)

In der person-zentrierten Pflege kommt einem unterstützenden und nährenden *(nurturing)* Umfeld eine Schlüsselrolle dabei zu, Personsein tagtäglich zu erhalten. Personsein kann nur im Kontext zwischenmenschlicher Beziehungen erhalten werden. Carl Rogers sah Beziehungen als Schlüssel für therapeutisches Wachstum und Veränderung. Er hob die Bedeutung der Beziehung und der therapeutischen Allianz in der person-zentrierten Beratung hervor. Für Kitwood findet person-zentrierte Pflege im Kontext von Beziehungen statt. Entsprechend trägt das erste Buch, das die Praxis person-zentrierter Pflege von Menschen mit Demenz thematisiert und das von Kitwood und Bredin stammt (1992c), den Titel *Person to Person* [deutsch: von Person zu Person]. Mit dem Einsetzen der Demenz werden die Betroffenen sehr verletzlich, wenn an ihren psychischen Verteidigungsmechanismen gerührt wird. Da das Selbstwissen brüchig wird, wird es zunehmend wichtiger, dieses Selbstwissen im Kontext der Beziehungen zu bewahren, die die Person erlebt. Auch John Bond schließt den Beziehungskontext in seine Definition von Personsein ein: «… Individuen funktionieren nicht in Isolation, sie haben auch Beziehungen zu anderen; alles menschliche Leben ist miteinander verbunden und interdependent, d.h. wechselseitig voneinander abhängig» (Bond 2001, 47).

Die Erhaltung von Beziehungen hängt nicht von verbalen Fähigkeiten ab. Wie Ian Morton (1999) schreibt, wird die Bedeutung eines emotional warmen, annehmenden menschlichen Kontakts durch non-verbale Kanäle um so größer, je mehr die verbale Ausdrucksfähigkeit verloren geht. Außerdem erkennen Menschen mit Demenz oftmals ganz genau, dass ihnen verbal etwas Anderes mitgeteilt wird als non-verbal, da sie sich sehr viel stärker auf die non-verbale Ebene verlassen.

Die Darstellung Stephen Sabats (Sabat 2001) zur sozialen Positionierung von Menschen mit Demenz liefert eine empirische Unterfütterung der Art und Weise, in der Interaktionen das Gefühl für das eigene Selbst einer Person stärken oder schwächen. Zudem zeigt die Arbeit von Sabat empirisch auf, wie Menschen mit Demenz ganz aktiv die Art und Weise bewältigen, in der man sie behandelt.

Die Bedeutsamkeit der Konzeptualisierung der Person mit Demenz in ihrer Beziehung zu anderen wird durch die Prägung des Begriffs «beziehungszentrierte Pflege» unterstrichen. Mike Nolan (Nolan, Davies und Grant 2001) bietet einen sehr nützlichen Rahmen zur Konzeptualisierung von Beziehungen in Pflegeheimen durch die Entwicklung eines Gefühls von Sicherheit, von Kontinuität, von Dazugehören, von Sinn und Zweck, von Leistung und Bedeutsamkeit. Dies wird in dem detaillierten Bericht *My Home Life* (Help the Aged 2006) sehr gut beschrieben.

5.2 Maligne, bösartige Sozialpsychologie und positive Arbeit an der Person

Wie bei allen Elementen person-zentrierter Pflege mag das Element soziale Umgebung zunächst einmal Verwunderung und Kopfschütteln hervorrufen: Braucht es wirklich auf wissenschaftlicher Basis erarbeitete Richtlinien, um sicherzustellen, dass Menschen mit Demenz die Möglichkeit haben, soziale und liebevolle Beziehungen mit denjenigen zu pflegen, die um sie herum sind? Hier ist nochmals daran zu erinnern, dass selbst eine oberflächliche Überprüfung der Art und Weise, wie Pflege erbracht wird, Zeugnis davon ablegt, dass solche Beziehungen in der Pflegepraxis nicht die Regel sind. Kitwoods Ausführungen zur malignen, bösartigen Sozialpsychologie (MSP) helfen dabei zu klären, warum dies in der Pflegepraxis so schwer zu erreichen ist.

Kitwood (1997a) hat die Untergrabung von Personsein durch eine von MSP geprägte Pflege beschrieben, in der Menschen mit Demenz entmenschlichende Interaktionen erleben, in denen sie unter anderem stigmatisiert, entwertet und ignoriert werden. Maligne Sozialpsychologie wird selten mit wirklich bösartiger Absicht ausgeübt. Vielmehr wird sie, wie schon erwähnt, in die Pflegekultur eingewoben. Man geht davon aus, dass dies sich auf das Wohlbefinden von Menschen mit Demenz psychisch schädigend auswirkt, die ohnehin schon darum kämpfen müssen, sich an die neurologischen Beeinträchtigungen anzupassen und das Gespür für das eigene Selbst zu bewahren.

Konkrete Beispiele der MSP werden durch die Beschreibung von 17 Formen sogenannter personaler Detraktionen (Beeinträchtigungen) im Dementia Care Mapping geliefert. Im Folgenden beschreibe ich die 17 unterschiedlichen Formen personaler Detraktion (MSP) und gebe jeweils ein Beispiel hierfür.[23] Die in den Beispielen genannten Personen George, Lorna, Frank und Elizabeth wohnen alle in einem Pflegeheim und leben mit einer Demenz. Alle Beispiele beziehen sich auf die Situation bei einer Mahlzeit. Obwohl dies fiktive Beispiele sind, ähneln sie

23 Die Beispiele für Personale Detraktionen stammen von meiner Kollegin Hazel May.

doch denen, die DCM-Evaluatoren bei ihrer Beobachtung der alltäglichen Pflegepraxis bemerkt und aufgezeichnet haben.

1. **Einschüchtern (intimidation):** Jemandem durch verbale Drohungen oder physische Gewalt Angst einjagen oder ihn/sie erschrecken.
   George sitzt beim Essen. Nachdem er ein paar Bissen des Hauptgangs gegessen hat, legt er seine Gabel weg. Eine Mitarbeiterin kommt am Tisch vorbei und sagt zu ihm: «George, wenn Sie nicht aufessen, erzähle ich das Ihrer Frau und die wird sehr böse mit Ihnen sein.»
2. **Vorenthalten (withholding):** Erbetene Aufmerksamkeit verweigern oder sich weigern, einem augenscheinlichen Bedürfnis nach Kontakt nachzukommen.
   Im Aufenthaltsraum geht es hektisch zu. Die Mitarbeiter sind damit beschäftigt, den Bewohnern dabei zu helfen, aus den Sitzecken in den Essbereich umzuziehen. Lorna sitzt noch in ihrem Sessel und streckt die Hand nach einer vorbeigehenden Mitarbeiterin aus. Die Mitarbeiterin macht einen Bogen um sie und geht weiter in Richtung Essbereich.
3. **Überholen (outpacing):** Informationen oder Wahlmöglichkeiten in einem Tempo präsentieren, das für die Person mit Demenz zu schnell ist, um das Gesagte verstehen zu können.
   Eine Mitarbeiterin hilft Elizabeth beim Essen; sie füttert sie mit dem Löffel. Zwischen der Eingabe der Einzelportionen tippt die Mitarbeiterin ständig mit dem Löffel an Elizabeths Unterlippe, um sie zum schneller essen zu bewegen.
4. **Infantilisieren:** Jemanden von oben herab behandeln, als sei er oder sie ein kleines Kind.
   Als der Teller leer ist, sagt die Mitarbeiterin: «Braves Mädchen, alles aufgegessen!»
5. **Etikettieren (labelling):** Ein Etikett als wesentlichstes Mittel benutzen, um eine Person mit Demenz zu beschreiben oder mit ihr zu kommunizieren.
   Lorna ist immer noch im Aufenthaltsraum. Eine Mitarbeiterin fragt die zuständige Pflegerin, ob sie Lorna füttern soll. Diese antwortet: «Lass sie bis zum Schluss da sitzen. Sie ist eine von den Schreiern.»
6. **Herabwürdigen (Disparagement):** Jemandem zu verstehen geben, dass er oder sie inkompetent, nutzlos, wertlos oder unfähig ist.
   George sitzt noch immer am Abendessenstisch vor seinem halb leer gegessenen Teller. Ein Pflegender sagt zu ihm: «Also wirklich George, das ist ja gar nichts, das kannst Du doch besser!»
7. **Anklagen:** Jemanden wegen etwas beschuldigen, das er oder sie getan hat oder nicht hat tun können.
   Frank sitzt am Tisch und wartet auf sein Essen. Er sitzt neben George, der seinen Teller eine ganze Weile nicht angerührt hat. Frank zieht den Teller von George zu sich heran und beginnt zu essen. Eine Pflegemitarbeiterin kommt rasch herüber und schimpft ihn aus: «Das ist nicht Ihr Essen, Frank und das wissen Sie ganz genau!»

8. **Betrug (treachery)**: Betrügerei oder Verrat benutzen, um jemanden abzulenken oder zu manipulieren, damit er oder sie etwas Bestimmtes tut oder nicht tut.
   Die Pflegemitarbeiterin hilft George dabei aufzuessen. Sie sagt zu ihm: «Also los, George, jetzt essen Sie noch ein paar Bissen und dann rufe ich Ihre Frau an und erzähle ihr, wie gut Sie gegessen haben!»
9. **Entwerten (invalidation)**: In einer bestimmten Situation die Wirklichkeit der Person mit Demenz nicht anerkennen.
   George sagt, er habe keinen Hunger. Daraufhin die Pflegemitarbeiterin: «Das kann nicht stimmen, George. Es ist schließlich Mittagessenszeit und Sie essen Ihre Mahlzeit doch sonst immer auf!»
10. **zur Machtlosigkeit verurteilen (disempowerment)**: Einer Person mit Demenz nicht gestatten, ihre vorhandenen Fähigkeiten zu nutzen.
    Elizabeth versucht, den Löffel zu halten, mit dem die Pflegemitarbeiterin ihr zu essen gibt. Die Mitarbeiterin nimmt Elizabeths Hand sanft vom Löffel und legt sie ihr in den Schoß. Dort hält sie die Hand fest, um Elizabeth daran zu hindern, es noch einmal zu versuchen.
11. **Zwang (imposition)**: Jemanden zwingen, etwas gegen die eigenen Anliegen oder Wünsche zu tun.
    Das Mittagessen ist beendet. Frank hat seinen Tee leer getrunken, hält die Tasse aber noch fest in der Hand. Eine hauswirtschaftliche Mitarbeiterin, die die Tische abräumt, versucht, ihm die Tasse wegzunehmen. Doch er lässt sie nicht los. Daraufhin biegt die Mitarbeiterin ihm einen Finger nach dem anderen zurück und nimmt Frank die Tasse weg.
12. **Unterbrechen (disruption)**: In etwas eingreifen oder stören, mit dem eine Person mit Demenz beschäftigt ist; den «Bezugsrahmen» einer Person in roher Weise aufbrechen.
    Lorna ist eingenickt; eine Pflegemitarbeiterin kommt zu ihr, um ihr beim Mittagessen zu helfen. Die Mitarbeiterin rüttelt sie sanft und sagt, es sei Zeit zum Mittagessen. Als die Mitarbeiterin sie aus dem Sessel hochzieht, wirkt Lorna sehr wackelig und desorientiert.
13. **zum Objekt erklären (objectification)**: Eine Bewohnerin oder einen Bewohner behandeln, als sei er oder sie ein Klumpen unbelebter Materie oder ein toter Gegenstand.
    Ein Mitarbeiter aus dem Pflegeteam nähert sich George von hinten und zieht seinen Rollstuhl kommentarlos vom Tisch zurück. Dann wendet er den Rollstuhl und schiebt George in Richtung Aufenthaltsraum.
14. **Stigmatisieren (stigmatization)**: Jemanden wie ein verseuchtes Objekt, einen Aussätzigen oder Außerirdischen behandeln.
    Lorna wird in die Lounge gebracht, wo sie alleine ihre verspätete Mahlzeit zu sich nehmen soll. «Setze sie da drüben hin, wo sie die anderen nicht behelligen kann» sagt die hauswirtschaftliche Mitarbeiterin zur Pflegerin.
15. **Ignorieren (ignoring)**: In Anwesenheit einer Person mit Demenz einfach in einem Gespräch fortfahren, als sei diese gar nicht vorhanden.

«Ach, heute war's gar nicht so schlimm mit ihr» meint die Pflegerin daraufhin.

16. **Verbannen (Banishment):** Eine Bewohnerin oder einen Bewohner wegschicken oder sie/ihn psychisch oder physisch ausschließen.
    Frank wandert in den Speisesaal zurück; dort sagt man ihm: «Sie dürfen hier jetzt nicht rein, Frank, gehen Sie bitte in den Aufenthaltsraum zurück!»
17. **Lästern (mockery):** Sich über eine Person mit Demenz lustig machen, sie foppen oder erniedrigen oder auf ihre Kosten Witze machen.
    Die hauswirtschaftliche Mitarbeiterin und die Pflegerin amüsieren sich über Frank, der in Richtung Aufenthaltsraum von dannen schlurft, weil ihm seine Hose immer weiter nach unten rutscht.

Wie erwähnt legte Kitwood großen Wert auf die Feststellung, dass Vorfälle von MSP selten mit wirklich bösartiger Absicht herbeigeführt werden, sondern in die Pflegekultur eingewoben werden. Das Bösartige der MSP besteht darin, dass sie am Personsein desjenigen nagt, der auf die Sorge anderer angewiesen ist und auch darin, dass sie sich sehr schnell von einem Mitarbeiter zum nächsten ausbreitet.

In einer DCM Evaluation werden alle beobachteten personalen Detraktionen aufgezeichnet und an das Pflegeteam zurückgemeldet. Sobald Pflegeteams Ereignisse personaler Detraktion bewusst wahrnehmen und sie als Teil eines Praxisentwicklungsprozesses angehen, gehen diese oftmals drastisch zurück.

Kitwood hat auch darüber geschrieben, wie eine positive Sozialpsychologie für Menschen mit Demenz aussehen könnte. Wenn Personsein durch MSP untergraben wird, dann sollte es umgekehrt auch möglich sein, die Formen einer positiven Interaktion zu beschreiben, die die Erhaltung von Personsein fördern. Hierfür prägte Kitwood den Begriff der positiven Arbeit an der Person (PAP) und beschrieb zehn verschiedene Interaktionsformen, die dazu angetan sind, Personsein zu erhalten. Diese heißen: (1) Anerkennen; (2) Verhandeln, (3) Zusammenarbeiten; (4) Spielen, (5) Timalation (Engagement durch die Sinne); (6) Feiern; (7) Entspannen; (8) Validation; (9) Halten und (10) Ermöglichen (1997a, 90–93) [deutsche Fassung 2005, 134–136].

Für das DCM 8 wurde eine erweiterte Liste von Beschreibungen personaler Aufwerter entwickelt, die das Wohlbefinden erhöhen und Personsein erhalten können. Dabei wurde positive Arbeit an der Person als Ausgangspunkt für die Entwicklung der personalen Aufwerter benutzt. Diese sind jedoch nicht als Gegenpart zu personalen Detraktionen zu verstehen. Vielmehr beschreiben sie einen alternativen Weg der Interaktion mit Menschen mit Demenz.

In den folgenden Beispielen geht es George, Lorna, Frank und Elizabeth während der Mahlzeit um einiges besser. Nochmals: dies sind zwar fiktive Beispiele, aber sie weisen Ähnlichkeiten zu Vorkommnissen auf, die DCM-Evaluatoren bei ihren Beobachtungen der Pflegepraxis in Einrichtungen aufgezeichnet haben.[24]

---

24 Auch diese Beispiele hat meine Kollegin Hazel May beigesteuert.

1. **Wärme:** Echtes Zugetansein, Sorge und Anteilnahme für eine Person mit Demenz zeigen.
   George ist im Speisesaal; er hat nur wenig von seiner Mahlzeit gegessen. Eine Pflegemitarbeiterin kommt und setzt sich zu ihm. Sie fragt, ob es ihm nicht gut gehe oder ob sie etwas tun könne, damit er sein Essen genießen kann. George signalisiert, dass es ihm heute nicht gut geht. Die Mitarbeiterin sagt, dass ihr das leid tue und fragt ihn, ob er vielleicht lieber nur eine Tasse Tee und einen Toast haben möchte. George antwortet: «Ja, bitte.»
2. **Halten:** Jemandem Sicherheit, Schutz und Geborgenheit vermitteln.
   Es ist Mittagessenszeit und im Aufenthaltsraum geht es laut und hektisch zu. Lorna zeigt Anzeichen von negativem Stress und fängt zu schreien an. Eine Mitarbeiterin des Pflegeteams kommt auf sie zu, nimmt ihre Hand, hält sie und spricht freundlich mit ihr. Sie erklärt ihr, dass Mittagessenszeit ist und die Leute jetzt alle in den Speisesaal gehen. Sie bleibt bei Lorna, bis sich die Dinge beruhigt haben und fragt sie dann, ob sie etwas zu essen haben möchte.
3. **Entspanntes Tempo**: Erkennen, wie bedeutsam es ist, mit dem eigenen Verhalten zu einer entspannten Atmosphäre beizutragen.
   Ein Pflegemitarbeiter hilft Elizabeth beim Essen. Er befindet sich mit ihr auf Augenhöhe und erklärt ihr, was auf dem Löffel ist. Er lässt sie das Tempo bestimmen, indem er jedes Mal wartet, bis sie die gereichte Portion gekaut und hinuntergeschluckt hat und den Mund von selbst öffnet, um mehr zu bekommen.
4. **Respekt/Achtung**: Eine Bewohnerin oder einen Bewohner als geschätztes Mitglied der Gesellschaft behandeln und ihre bzw. seine Erfahrung und ihr/sein Alter anerkennen.
   Lorna ist nun in den Speisesaal gekommen und sieht verängstigt aus. Sie nimmt ein Platzdeckchen an sich und läuft damit weg. Eine Pflegerin gesellt sich an ihre Seite. Sie dankt Lorna für ihre Geduld, da ihr Essen auf sich warten lässt. Sie fragt sie, ob sie das Set in den Aufenthaltsraum mitnehmen möchte, um dort alleine zu essen oder vielleicht doch lieber in den Speisesaal zurückgehen möchte.
5. **Akzeptanz:** Eine Beziehung eingehen, die auf einer Haltung des Akzeptierens bzw. auf einer positiven Einstellung gegenüber der Person mit Demenz beruht.
   Frank hat sich den Teller von George vorgenommen. Eine Pflegemitarbeiterin fragt ihn, ob er nicht lieber eine frische, ganz warme Portion haben möchte statt des Essens, das jetzt vor ihm steht. Darauf sagt Frank: «Nein danke.» Nun bietet die Mitarbeiterin George eine neue Portion an, worauf dieser antwortet: «Nein danke, ich habe genug gehabt.»
6. **Feiern:** Die Fähigkeiten und Leistungen einer Person anerkennen, unterstützen und sich an ihnen freuen.
   Das Mittagessen ist vorbei, aber Frank hält seine leere Tasse immer noch fest in der Hand. Eine Mitarbeiterin aus der Hauswirtschaft, die die Tische abräumt, sagt ihm, wie schön sie es findet, dass er seine Mahlzeiten immer zu

genießen scheint und immer so gut isst. «Da macht einem die Arbeit richtig Freude»meint sie und fragt ihn, ob er noch einen Schluck Tee möchte.

7. **Bestätigen**: Eine Person als einzigartig anerkennen, akzeptieren und unterstützen und sie oder ihn als Individuum wertschätzen.
   Lorna hat erkennen lassen, dass sie lieber alleine im Aufenthaltsraum essen möchte. Die Pflegemitarbeiterin findet ein gutes Plätzchen an einem der kleinen Tische und hilft Lorna dabei, das Set dort aufzulegen. «Ich weiß, wie es Ihnen geht, Lorna» sagt sie. «Da drin ist es so laut und Sie fühlen sich viel wohler, wenn Sie für sich sein können, stimmt's? Das ist vollkommen in Ordnung so, machen Sie sich keine Sorgen.»
8. **Echtheit:** Sich zu einer Person mit Demenz auf eine Art und Weise offen und ehrlich verhalten, die deren Gefühlen und Bedürfnissen gegenüber sensibel ist.
   Als Lorna ihre Mahlzeit beendet hat, sagt sie, sie wolle nun nach Hause gehen. Die Pflegemitarbeiterin sagt: «Sie sind jetzt müde, Lorna, nicht wahr? Wollen Sie heimgehen, um sich ein bisschen hinzulegen?» «Ja», antwortet Lorna. «Nun, ich weiß, das hier ist nicht Ihr zu Hause, aber Sie haben ein Zimmer hier mit einem schönen, bequemen Bett. Wir könnten jetzt zusammen dahin gehen und Sie könnten sich dort ein bisschen ausruhen, wäre das in Ordnung?»
9. **Validation**: Die Wirklichkeit der Person mit Demenz anerkennen und unterstützen. Empfindungsfähigkeit gegenüber den Gefühlen und Emotionen wird Vorrang eingeräumt.
   Lorna sagt, sie braucht ihre Mutter. «Ja, ich weiß, was Sie meinen, Lorna. Sie fühlen sich gerade ein bisschen verloren, oder? Nun, ich bin nicht Ihre Mutter, aber kann ich etwas für Sie tun?»
10. **Stärken oder Befähigen (Empowerment):** Kontrolle zurücknehmen und die Person dabei unterstützen, ihre Fähigkeiten und Fertigkeiten zu entdecken bzw. zu praktizieren.
    Elizabeth versucht, den Löffel zu ergreifen, während der Pflegemitarbeiter ihr zu essen gibt. Er führt Elizabeths Hand zum Löffel und hilft ihr dabei, ihn zu halten. Gemeinsam halten sie nun den Löffel und führen ihn.
11. **Erleichtern**: Den Grad an benötigter Unterstützung abschätzen und diese dann bereitstellen.
    Der Mitarbeiter lässt Elizabeths Hand los um zu sehen, ob sie es alleine schafft. Als sie den Löffel beinahe fallen lässt, hilft er ihr weiterhin dabei, den Löffel zu benutzen.
12. **Ermöglichen:** In einem bestimmten Kontext den Grad des Engagements der Person mit Demenz erkennen und sie ermutigen.
    George sitzt noch immer in seinem Rollstuhl am Tisch und beginnt damit, sich selbst nach vorne und nach hinten zu rollen. Ein Pflegemitarbeiter fragt ihn, ob er gerne den Essplatz verlassen möchte. «Ja» lautet die Antwort. Nun hilft der Pflegemitarbeiter George dabei, rückwärts vom Tisch wegzurollen

und fragt ihn dann, ob er nun alleine in den Aufenthaltsraum fahren möchte. George freut sich und macht sich auf den Weg in den Aufenthaltsraum.

13. **Kollaboration**: In dem, was geschieht, die Person mit Demenz als vollständigen und gleichwertigen Partner behandeln; sich mit ihr beratschlagen und gemeinsam handeln.
    Lorna hat gesagt, dass sie jetzt gehen und sich hinlegen möchte. Die Pflegemitarbeiterin hilft ihr Schritt für Schritt dabei, aus dem Sessel hochzukommen, durch den Aufenthaltsraum zu gehen und ihr Zimmer zu finden. In jeder Phase erklärt sie Lorna, was passiert und bietet ihr die Möglichkeit, eine eigene Entscheidung zu treffen.
14. **Würdigen:** Der Person mit Demenz in ihrer Einzigartigkeit begegnen und eine offene und unvoreingenommene Haltung an den Tag legen.
    Elizabeth hat ihre Mahlzeit beendet und zeigt sich nun dem Mitarbeiter gegenüber verärgert, der ihr beim Essen geholfen hat. Sie schaut ihn böse an. Der Pfleger meint: «Nur keine Sorge, Elizabeth, ich weiß doch, dass Sie immer eine Tasse süßen Tee nach dem Essen mögen. Ich gehe jetzt und hole ihn.»
15. **Einbeziehen/Inklusion:** Jemanden befähigen und ermutigen, sich psychisch und physisch einbezogen zu fühlen und einbezogen zu werden.
    Frank geht in den Speisesaal zurück, während die hauswirtschaftlichen Mitarbeiter die Tische abräumen. Eine von ihnen sagt: «Hallo, Frank, schön Sie zu sehen! Kommen Sie, Sie können uns ein bisschen helfen, wenn Sie möchten.»
16. **Dazugehören**: Jemandem ungeachtet vorhandener Fähigkeiten oder Beeinträchtigungen das Gefühl vermitteln, akzeptiert zu sein.
    George kommt nach Abschluss seiner Mahlzeit wieder in den Aufenthaltsraum zurück. Ein Pfleger heißt ihn willkommen: «Hallo George, ich habe schon auf Sie gewartet. Hier ist Ihre Zeitung; Sie ruhen sich doch nach dem Mittagessen gerne aus und lesen ein bisschen. Ich könnte Ihnen ein wenig Gesellschaft leisten, was meinen Sie?»
17. **Freude/Spaß**: Zugang zu einer freien, kreativen Seinsweise ermöglichen und auf Spaß und Humor positiv reagieren.
    Frank geht den Mitarbeitern im Speisesaal beim Abräumen der Tische zur Hand. Die Mitarbeiter sorgen dafür, dass er in ihre Späße und Wortgeplänkel einbezogen ist und er lacht und macht seine Späße in der Gruppe.

Beim DCM werden alle Beispiele personaler Aufwerter beschrieben und aufgezeichnet und dem Pflegeteam zurückgemeldet. In einem Prozess der Praxisentwicklung verstärkt dies person-zentrierte Interaktionen und erhöht die Wahrscheinlichkeit, dass diese zum Regelfall werden. Man muss keine DCM-Schulung absolviert haben, um personale Detraktionen oder personale Aufwerter zu erkennen. Sie scheinen rund um den Globus bekannte Aspekte der Pflege zu sein. Jane Verity und Dan Kuhn (im Druck) bieten zahlreiche weitere auf personalen Detraktionen beruhende Beschreibungen sowie Handlungsalternativen, die sie als personale Ab- und Aufwertungen *[Put-downs and Up-lifts]* bezeichnen.

5.3 Psychische Bedürfnisse

MSP und positive Arbeit an der Person stehen in einer direkten Beziehung zu den von Kitwood identifizierten psychischen (Grund-)Bedürfnissen. Kitwood schrieb und sprach darüber, was Menschen mit Demenz von jenen um sie herum benötigen, um als Person existieren zu können. Um diese Bedürfnisse veranschaulichen zu können, wählte er das Bild einer Blume, deren Blütenblätter sich überlappen, wobei Liebe das zentrale, im Herzen der Blume angesiedelte Bedürfnis darstellt. Dies ist die Art bedingungsloser Akzeptanz, die freigiebig und vergebend ist und nicht nach einer Belohnung fragt. Wenn wir wirklich über Menschenliebe verfügen, werden wir großzügig versuchen, Menschen mit Demenz das zu geben, was sie brauchen, damit sie gut leben können.

Es gibt viele Pflegende, die die Fähigkeit besitzen, denjenigen, für die sie sorgen, auf diese Art ihre Liebe zu schenken. Sie brauchen keine Schulung dafür. In der Tat ist es manchmal so, dass in dem Bemühen, zum Experten oder Profi zu werden, die anfängliche Liebe zu den Menschen, die auf uns angewiesen sind und für die wir Sorge tragen, auf der Strecke bleibt.

> «Je stärker emotional und weniger kognitiv wir werden, desto mehr ist es die Art, in der ihr mit uns sprecht und weniger das, was ihr sagt, an die wir uns erinnern. Wir kennen das Gefühl sehr wohl, aber nicht das Handlungsschema. Euer Lächeln, euer Lachen und eure Berührung sind das, womit wir in Verbindung treten. Empathie hat eine heilende Wirkung. Liebt uns einfach, wie wir sind. Wir sind immer noch da, emotional und spirituell, wenn ihr in der Lage seid, uns zu finden.» (Bryden 2005, 138).

Für andere ist diese Art von Liebe für jene, die wir pflegen, nichts, was von Natur aus einfach da ist. Dadurch, dass wir uns die Bedürfnisse anschauen, die Menschen haben, sind die meisten von uns jedoch sehr wohl in der Lage, Wege zu finden, um diese Bedürfnisse zu befriedigen und damit Personsein zu erhalten.

5.3.1 Geborgenheit und Wohlbehagen (comfort)[25]

Damit ist gemeint, anderen Wärme und Nähe zu vermitteln. Geborgenheit hat mit der Vermittlung von Zärtlichkeit und Nähe und mit einer beruhigenden Wirkung

25 Das englische *comfort* enthält zwei Bedeutungsdimensionen: eine psychische im Sinne des Spendens von Trost, Beruhigung und Rückversicherung und, wie die Autorin oben aufzeigt, eine physische im Sinne von körperlicher Annehmlichkeit bzw. von Wohlbehagen. Das englische Substantiv verweist implizit auf die enge Verklammerung zwischen den Dimensionen, während im Deutschen deren Trennung durch unterschiedliche Bezeichnungen vollständig vollzogen ist. (Anm. d. Übersetzerin)

zu tun. Geborgenheit fördert das Gefühl von Sicherheit und reduziert Ängstlichkeit. Geborgenheit hilft Menschen dabei, sich zu entspannen. Geborgenheit lässt sich durch physische Berührung oder auch durch tröstliche Worte oder Gesten vermitteln. Wohlbehagen meint, dass sich die betreffende Person mit und in ihrem Körper wohl fühlt. Ein Mangel an Wohlbehagen wird von Menschen empfunden, die Schmerzen haben, die sich körperlich krank oder unwohl fühlen, die an einem Ort sitzen oder liegen, der Unannehmlichkeiten bereitet.

«Meine Toleranz gegenüber Stress ist sehr gering; selbst eine geringfügige Störung kann eine katastrophale Reaktion verursachen. Sie kann dazu führen, dass ich schreie, in Panik gerate oder unruhig hin- und herlaufe. Ich brauche Ruhe, keine Überraschungen, keine plötzlichen Veränderungen. Ängstlichkeit ist eine Unterströmung unserer Krankheit. Ich habe das Gefühl, etwas tun zu müssen, kann mich aber nicht daran erinnern, was das ist und es fühlt sich oft so an, als ob irgend etwas Furchtbares geschehen wird und ich vergessen habe, was es ist. Viele gleichzeitige Aktivitäten verursachen mir Stress; dann fokussiere ich ganz stark und versuche, mich mit all dem, was mir an Hirn zur Verfügung steht, zu konzentrieren. Mir zu sagen, dass ich mich ausruhen soll, nützt herzlich wenig. Aber es ist sehr hilfreich, wenn man mich dann darin unterstützt, die Aufgabe zu vollenden.» (Bryden 2005, 111)

5.3.2
Identität

Dies hat mit dem Bedürfnis zu tun, zu wissen, wer man ist, wie man sich selbst gegenüber fühlt und wie man denkt. Wenn die jüngeren Erinnerungen verblassen und es mit der Sprache schwierig wird, wird Identität häufig mehr und mehr von denjenigen vermittelt, die um die Person mit Demenz herum sind. Identität bezieht sich darauf, zu wissen, wer man ist und darauf, ein Gefühl der Kontinuität mit der eigenen Vergangenheit zu haben. Identität hat auch damit zu tun, eine Lebensgeschichte zu haben, an der festgehalten und die aufrechterhalten wird – entweder von der Person mit Demenz selbst oder durch andere für sie. Andere wissen über Dich Bescheid, sie wissen, wer Du bist und sie achten Dich. Identität kann insbesondere durch Infantilisieren, Etikettieren und Herabwürdigen untergraben werden. Identität wird durch Respekt, Akzeptanz und Feiern unterstützt.

«Bitte bezeichnet uns nicht als ‹dementierend› oder ‹dement› – man kann uns immer noch von unserer Krankheit unterscheiden; wir haben nur eine Hirnerkrankung. Wenn ich Krebs hätte, würdet ihr mich doch auch nicht die Verkrebste oder Kanzeröse nennen, oder etwa doch?» (Bryden 2005, 143)

«Helen sagte, dass sie sich oft verloren gefühlt hat – und das selbst in ihren eigenen vier Wänden. Dabei ging es nicht darum, dass sie sich verirrt hätte, sondern darum, dass es sich gelegentlich anfühlte, als sei sie sich irgendwie selbst abhanden gekommen. ... Irgendwie war da in ihrem

Kopf kein Gefühl dafür, eine Person zu sein, die an diesem Ort lebt. Helen meinte, es sei schlimmer gewesen, wenn sie alleine war; wenn dann andere in Kontakt mit ihr traten, schien es, als kehre sie von irgendwoher zurück, wo sie verloren gegangen war. Vielleicht dienten die anderen ihr als Spiegel, der ihre Existenz wiedergibt und ihr Personsein bestätigt.» (Bryden 2005, 43)

5.3.3 Bindung

Menschen sind eine soziale Spezies und brauchen die Bindung an andere. In Zeiten, in denen sie sich stark beunruhigt fühlen und eine Veränderung durchmachen, gilt dies ganz besonders. Bindung hat mit Eingebundensein, mit Verbindung, mit umsorgt werden (*nurture*), Vertrauen und Beziehung zu tun. Und es hat mit Sicherheit in Beziehungen zu tun und mit dem Gefühl, dass man anderen vertraut hat, an die man sich wenden kann, wenn man Kümmernisse oder anderweitige Bedürfnisse hat. Wenn Menschen unruhig oder ängstlich sind, nimmt das Bedürfnis, mit jemandem oder etwas Vertrautem verbunden zu sein, oftmals beträchtlich zu. Bedürfnisse nach Bindung können durch Bestätigen, Echtheit, und Validation genährt werden. Bindung kann durch Anklagen, Betrug und Entwertung ausgehöhlt werden.

«Die Zukunft sieht für eine Person mit Demenz düster aus. Und sie sieht nicht nur so aus, sie ist es tatsächlich auch. Deshalb denke ich, dass es falsch ist, uns Hilfe zu verweigern, damit wir mit der gesamten Gefühlsskala zurande kommen, die wir auf unserer Reise mit dieser Krankheit durchleben.» (Bryden 2005, 131)

«Versucht, in unsere verzerrte Wirklichkeit vorzudringen, denn wenn ihr versucht, uns an eure Wirklichkeit anzupassen, dann verursacht das bei uns noch zusätzlichen Stress.» (a.o.O., 147)

5.3.4 Betätigung

Dies hängt mit dem Einbezogensein in den Lebensprozess zusammen. Es erfüllt ein tiefes Bedürfnis danach, als Individuum eine Bedeutung für die Welt und diejenigen um einen herum zu haben. Betätigung hat mit dem Eingebundensein in eine Aktivität zu tun, die persönlich bedeutsam ist. Es hat auch mit einem Gefühl zu tun, ein Handelnder zu sein, d.h. mit dem Gefühl, einen gewissen Grad an Kontrolle über die Welt zu haben und in der Lage zu sein, Dinge geschehen zu lassen. Es hat mit dem Gefühl zu tun, dass man darauf, was geschieht und wie dies geschieht, irgendwie einwirken und dies beeinflussen kann. Betätigung wird durch Fähigkeiten auf Seiten des Pflegeteams wie Empowerment bieten, Befähigen, Erleichtern und Zusammenarbeiten unterstützt. Unterminiert wird

Betätigung dadurch, dass man zur Machtlosigkeit verurteilt, unterbrochen, unter Zwang gesetzt und zum Objekt gemacht wird.

«Wir fühlen uns, als hingen wir an einer Klippe über einem lauernden schwarzen Loch. Alltägliche Aufgaben sind komplex. Nichts geht mehr von selbst. Alles fühlt sich an, als lernten wir es neu. Ihr sagt uns, dass wir euch die Frage bereits gestellt haben, aber wir können uns nicht daran erinnern. Für diese Vergangenheit ist da nur eine Leerstelle und das fühlt sich fremd und beängstigend an – und doch seid ihr von uns genervt. Würde uns ein Arm oder ein Bein fehlen, dann würdet ihr uns für unsere Anstrengungen loben. Aber ihr könnt nun einmal nicht sehen, wie viel von unserer Hirntätigkeit fehlt und wie schwer es ist, dies irgendwie zu bewältigen, deshalb versteht ihr unsere Kämpfe nicht.» (Bryden 2005, 98)

5.3.5 Einbeziehung – Inklusion

Teil einer Gruppe zu sein ist für das Überleben der Gattung Mensch äußerst bedeutsam. Selbst wenn sie in einem kommunalen Umfeld leben, laufen Menschen mit Demenz Gefahr, sozial isoliert zu werden. Wenn andere keine Anstrengungen unternehmen, Menschen mit Demenz einzubeziehen, dann wird es zunehmend unwahrscheinlicher, dass diese in der Lage sind, dies für sich selbst zu bewerkstelligen. Dies kann einen Zustand von Depression und Vegetation hervorrufen.

Einbezogensein hat mit dem in der sozialen Welt sein oder in diese gebracht werden zu tun. Dies kann sowohl verbal als auch physisch geschehen. Es hat mit der Ermöglichung von Engagement tun, wo normalerweise keines wäre, und damit, einer Person das Gefühl zu geben, zu einer Gruppe zu gehören und willkommen und akzeptiert zu sein. Den Wert von Menschen erkennen, sie in Diskussionen und Aktivitäten einbeziehen, die ein Gefühl des Dazugehörens betonen und miteinander Spaß und Freude haben – all dies unterstützt das Bedürfnis von Menschen, sich einbezogen zu fühlen. Stigmatisiert, ignoriert, verbannt und gehänselt werden verhindern, dass das Bedürfnis danach, einbezogen zu sein, erfüllt wird.

«Dein Name, das Etikett, das zu Dir gehört, ist oftmals nicht präsent. Dein Gesicht kommt mir irgendwie bekannt vor, aber oft ist es so, dass alles viel zu schnell geht, wenn ich Dich treffe, als dass es mir gelänge, mein der Zusammenhänge beraubtes Gedächtnis danach zu durchsuchen, die richtige Überschrift für Dich zu finden oder einen Zusammenhang, warum ich Dich kenne. Ich brauche Zeit und Anhaltspunkte, keine Fragen. Versuche, mit mir über gemeinsame Erfahrungen zu plaudern, so dass ich herausfinden kann, warum ich Dich kenne, dann komme ich vielleicht auf Dein Etikett. Ich habe etwas sehr Wichtiges über die Art und Weise herausgefunden, wie ich Menschen erkenne. Ich sehe ein Gesicht, das ich gut kenne und da ist der Funke eines Erkennens und von Freude über dieses Wissen. Dann lächle ich und umarme diese mir teuren Menschen, denn ich weiß, dass sie mich als die Person lieben, die ich bin.» (Bryden 2005, 109)

5.4 Wie es sich möglicherweise anfühlt, wenn das Personsein untergraben oder aber unterstützt wird

Unten finden sich zwei Textausschnitte aus dem Buch *Dementia Reconsidered* von Tom Kitwood (deutsche Ausgabe: Demenz. Der person-zentrierte Ansatz im Umgang mit verwirrten Menschen). Im ersten geht es um die Vorstellung, wie sich die innere Welt für eine Person mit Demenz anfühlt, die in einer Pflegeeinrichtung lebt und deren Personsein untergraben wurde.

«Du stehst in einem wirbelnden Nebel und im Halbdunkel. Du gehst umher an einem Ort, der entfernt vertraut erscheint, und weißt dennoch nicht, wo Du bist. Du vermagst nicht zu erkennen, ob es Sommer ist oder Winter, Tag oder Nacht: Bisweilen lichtet sich der Nebel ein wenig, und Du bist in der Lage, ein paar Gegenstände wirklich klar zu sehen. Aber sobald Du Dich zu orientieren beginnst, wirst Du überwältigt von einer Art Dumpfheit und Stupidität: Dein Wissen schwindet, und abermals bist Du aufs Äußerste verwirrt.

Während Du im Nebel umherstolperst, hast Du den Eindruck, als umeilten Dich Menschen, schnatternd wie Paviane. Sie scheinen so energiegeladen und zielgerichtet, aber was sie beabsichtigen, bleibt unverständlich. Hin und wieder schnappst Du Bruchstücke einer Unterhaltung auf und hast den Eindruck, daß sie über Dich sprechen. Bisweilen erblickst Du ein vertrautes Gesicht, aber sobald Du Dich darauf zubewegst, verschwindet es oder verwandelt sich in einen Dämon. Du fühlst Dich verzweifelt verloren, allein, bestürzt, verängstigt. In diesem furchtbaren Zustand stellst Du fest, dass Du Deine Blase oder Deinen Darm nicht unter Kontrolle hast. Du verlierst völlig den Halt. Du fühlst Dich schmutzig, beschämt. Es gleicht so wenig dem, was Du einmal warst, dass Du Dich nicht einmal selbst kennst.

Und dann sind da die Befragungen. Amtspersonen fordern Dich auf, seltsame Aufgaben zu lösen, die Dir nicht völlig klar sind, etwa von 100 an rückwärts zu zählen oder der Aufforderung ‹Wenn Sie über 50 sind, heben Sie die Hände über den Kopf› Folge zu leisten. Nie erfährst Du den Zweck oder das Ergebnis dieser Befragungen. Du würdest – um Kooperation bemüht – gerne helfen, wenn Du nur wüsstest, um was es überhaupt geht, und wenn irgendjemand Dich ernst genug nähme, um Dich anzuleiten.

Das ist die Wirklichkeit: Alles fällt auseinander, nichts wird abgeschlossen, nichts macht Sinn. Aber am schlimmsten von allem ist, dass du weißt: Es war nicht immer so. Hinter dem Nebel und der Dunkelheit liegt die vage Erinnerung an gute Zeiten, da Du wußtest, wo und wer Du warst, Dich anderen nahe fühltest und fähig warst, tägliche Aufgaben geschickt und elegant zu erledigen. Einst schien die Sonne hell und klar, und die Landschaft des Lebens war voller Reichtum und zeigte Profil. Dann wurde all das verwüstet, ruiniert, und Du bleibst zurück im Chaos, mit dem furchtbaren Gefühl eines nie wieder gutzumachenden Verlustes. Einst warst Du eine Person, die zählte; jetzt bist Du nichts und zu nichts nutze. Ein Gefühl der Bedrückung hängt über Dir, das sich bisweilen bis zum nackten Entsetzen steigert; es bedeutet, dass Du für immer verlassen werden könntest, zurückgelassen, um zu verrotten und Dich ins Nicht-Sein aufzulösen.» (Kitwood 2005 (dt. Ausgabe), 116–117)

Das zweite Stück Prosa handelt davon, wie das Leben sein könnte, wenn Pflege tatsächlich person-zentriert wäre.

«Du bist in einem Garten, zu Beginn eines Sommertages. Die Luft ist warm und lau, mit süßem Blumenduft, und ein leichter Nebel schwebt umher. Du kannst nicht von allem die Umrisse erkennen, aber Du nimmst einige herrliche Farben wahr: Blau, Orange, Rosa und Lila. Das Gras ist smaragdgrün. Du weißt nicht, wo Du bist, aber das macht nichts. Irgendwie fühlst Du dich «zu Hause», und da ist ein Gefühl von Harmonie und Frieden.

Beim Umhergehen nimmst Du andere Menschen wahr. Einige von Ihnen scheinen Dich zu kennen; es ist eine Freude, herzlich und mit Namen gegrüßt zu werden. Bei einem oder zwei von ihnen bist Du Dir sicher, sie gut zu kennen. Und dann ist da diese eine besondere Person. Sie scheint so warm, so freundlich, so verständnisvoll. Sie muss Deine Mutter sein; wie schön ist es, wieder mit ihr zusammen zu sein. Das Licht des Lebens brennt nun hell und fröhlich in Dir. Es ist nicht immer so gewesen. Irgendwo tief drinnen gibt es blasse Erinnerungen an erdrückende Einsamkeit und eiskalte Furcht. Du weißt nicht mehr, wann das war, vielleicht in einem anderen Leben. Jetzt gibt es Gesellschaft, wann immer Du willst, und Ruhe, wenn Dir das lieber ist. An diesen Ort mit diesen wunderbaren Menschen gehörst Du hin; sie sind wie eine Art Familie. Die Arbeit, die Du hier leistest, ist die beste, die Du je hattest. Die Arbeitszeiten sind flexibel, und die Arbeit macht Spaß, mit Menschen zusammenzusein hat Dir immer Freude bereitet. Du kannst die Arbeit genau in Deinem Tempo, ohne irgendwelche Eile und ohne jeden Druck erledigen, und Du kannst Dich ausruhen, wann immer es nötig ist. Da ist zum Beispiel dieser freundliche Mann, der oft nach Dir schaut – durch ein seltsames Zusammentreffen trägt er denselben Namen wie Dein Mann. Er scheint Dich zu brauchen und gerne mit Dir zusammenzusein. Deinerseits bist Du glücklich, Zeit für das Zusammensein mit ihm aufzubringen; seine Gegenwart ist Dir auf seltsame Weise angenehm.

Als Du an einem Spiegel vorübergehst, erhaschst Du einen Blick auf eine Person, die recht alt aussieht. Ist das Deine Großmutter oder die Person, die nebenan wohnt? Egal, es ist schön, auch sie zu sehen. Dann beginnst Du Dich müde zu fühlen, nimmst einen Stuhl und setzt Dich hin. Bald verspürst Du eine Kälte ums Herz, ein Gefühl des Sinkens im Magen – wieder kommt die tödliche Angst über Dich. Schon möchtest Du rufen, aber dann siehst Du diese freundliche Mutter-Person, die schon neben Dir sitzt. Ihre Hand ist Dir hingestreckt, wartet darauf, dass Du sie ergreifst. Während ihr miteinander sprecht, verflüchtigt sich die Angst wie Morgennebel, und Du bist wieder in dem Garten, entspannst in der goldenen Wärme der Sonne. Du weißt, dass es nicht der Himmel ist, aber manchmal fühlt es sich an, als könne es auf halbem Wege dorthin sein.» (Kitwood 2005 (dt. Ausgabe), 126–127; nach Kitwood 1997a, 84–85)

5.5 Eine unterstützende soziale Umgebung in die Praxis umsetzen

Das folgende Kapitel bietet eine Reihe von Fragen, mit deren Hilfe in Ihrer Organisation reflektiert werden kann, wo Sie derzeit in Bezug auf eine unterstützende soziale Umgebung als einem elementaren Bestandteil person-zentrierter Pflege stehen.

Wie bei Element P, der persönlichen Perspektive, müssen sich in erster Linie diejenigen mit den Indikatoren für eine unterstützende soziale Umgebung auseinandersetzen, denen die Anleitung des Mitarbeiterteams im Arbeitsalltag und die Verantwortung für die unmittelbare Pflegeumgebung obliegt. Bei den Indikatoren geht es zum einen um die Art und Weise, in der die Pflegemitarbeiter mit denjenigen interagieren, auf die ihre Bemühungen gerichtet sind. Zum anderen geht es um die Fertigkeiten und Werte, die sie in ihrer Kommunikation mit Menschen mit Demenz an den Tag legen.

Wie schon im vorangegangenen Kapitel betont wurde, haben diejenigen, die für den Alltag einer Einrichtung oder für die dortigen Schichten verantwortlich sind, eine schwere Aufgabe zu erfüllen. Der zwischenmenschlichen Dimension in der Pflege dabei den Vorrang einzuräumen ist eine echte Herausforderung, wenn gleichzeitig so viel Anderes ihre Zeit in Anspruch nimmt.

Eine Möglichkeit, wie sich die zwischenmenschliche Dimension in der Pflege auf der Prioritätenliste einer Einrichtung nach oben schieben lässt, besteht darin, ein Instrumentarium wie das Dementia Care Mapping (DCM) einzusetzen, um Stärken und Bedürfnisse im Rahmen dieses wichtigen Elements person-zentrierter Pflege auszuloten. Hierzu hat Kitwood angemerkt: «Sowohl der Umstand, dem Personsein gerecht zu werden als auch ein diesbezügliches Unvermögen ziehen Folgen nach sich, die sich empirisch überprüfen lassen» (Kitwood 1997a, 8).

Das Verfahren zur empirischen Überprüfung, auf das er sich hier bezieht, bestand in der Entwicklung des DCM. Obwohl ein Teil von Kitwoods Texten und Ideen für diejenigen, die tagtäglich unmittelbar pflegerisch tätig sind, nicht leicht zu entschlüsseln sind, bietet das DCM doch ein Mittel zu einer konkreten Rückmeldung über die qualitative Beschaffenheit der sozialen Umgebung. Viele der in diesem Abschnitt genannten Indikatoren lassen sich nicht ohne direkte Beobachtung der Pflegepraxis überprüfen.

Hier also wieder ein paar Fragen, mit deren Hilfe Ihre Organisation ausloten kann, wo sie in Bezug auf eine unterstützende soziale Umgebung als einem elementaren Bestandteil person-zentrierter Pflege steht. Die Fragen helfen bei der Identifizierung der Fertigkeiten und Ressourcen, die in einer Organisation für die Bereitstellung einer unterstützenden Pflege vorhanden sind.

1. Einbeziehung – Inklusion

Unterstützen die Mitarbeiter Personen mit Demenz so, dass diese in Gespräche einbezogen werden und mit anderen in Beziehung treten können? Zeichnet sich die soziale Umgebung der Einrichtung dadurch aus, dass nicht über die Köpfe von Bewohnerinnen und Bewohnern hinweg über sie gesprochen wird?

Eine der am häufigsten zu beobachtenden personalen Detraktionen im DCM ist die des Ignorierens. Ein typisches Beispiel dafür ist eine Situation, in der zwei Pflegemitarbeiter eine Unterhaltung führen, in der es womöglich um die pflegerischen Bedürfnisse der Person geht, die zwischen ihnen sitzt, und dabei keinerlei Anstalten machen, die betreffende Person in irgendeiner Weise in das Gespräch einzubeziehen. Wenn keine vorbeugenden Anstrengungen unternommen werden, dann behandeln Mitarbeiter diejenigen, auf die ihr pflegerisches Handeln gerichtet ist, auf einer grundlegenden Ebene der MSP so, als seien sie nicht vorhanden. In manchen Einrichtungen fasst man Menschen mit Demenz als einen Teil des Mobiliars auf – man saugt um sie herum, bringt sie in Ordnung und poliert sie womöglich auf Hochglanz – aber man kommuniziert nicht mit ihnen. Dies trifft ganz generell für viele pflegerische Settings zu, in denen Menschen betreut werden und gilt umso mehr, wenn es sich dabei um Menschen mit Demenz handelt. Man denke nur an die Art und Weise, in der Menschen in einer Unfallabteilung oder in der Notaufnahme als «Stühle» bezeichnet werden oder auf einer Krankenhausstation eine Existenz als «Bettblockierer» fristen, wenn sie auf ihre Entlassung warten.

Um sicherzustellen, dass dem Bedürfnis nach Bindung und Einbezogensein nachgekommen wird, werden die Mitarbeiter oftmals einen aktiven Part übernehmen und Menschen dazu ermutigen müssen, sich am sozialen Netz des Lebens zu beteiligen. Den Mitarbeitern kommt eine aktive Rolle dabei zu, jemandem so Hilfestellung zu leisten, dass er oder sie sich auf vielen Ebenen einbezogen fühlt. Das kann so aussehen, dass man in physischer Hinsicht Unterstützung bietet, so dass Menschen dorthin gelangen, wo sie andere sehen können und sich im Zentrum des Geschehens befinden. Es kann aber auch ebenso gut darin bestehen, dass man die wichtigen Schlüsselgeschichten aus dem Leben einer Person kennt und die Stichworte liefert, um diese im Gespräch zu beleben.

Als aus der MSP herrührender Aspekt lässt sich Ignorieren in der Pflegepraxis nur schwer ausschalten und Einrichtungen, denen dies tatsächlich gelingt, verdienen unseren Beifall. In der DCM-Evaluation würde sich ein diesbezüglich gutes Abschneiden einer Einrichtung in niedrigen Werten bei den personalen Detraktionen Stigmatisieren, Vorenthalten, Etikettieren, jemanden zur Machtlosigkeit verurteilen, Zwang, Unterbrechen, zum Objekt machen und Ignorieren niederschlagen. Wenn Einbeziehen Bestandteil der alltäglichen Pflegepraxis ist, dann dürfte dies sich in der DCM-Evaluation durch Belege für Bestätigen, Echtheit, Validation, Erkennen, Einbeziehen, Dazugehören und Spaß bemerkbar machen.

Es ist davon auszugehen, dass das generelle emotionale Wohlbefinden und bewohnerseitige Engagement in solchen Umgebungen besser ausgeprägt ist, in denen Menschen ein Gefühl von Zugehörigkeit statt dem der Marginalisierung vermittelt wird. All dies lässt sich jedoch auch dadurch überprüfen, dass man Interviews mit Mitarbeitern, Bewohnern sowie deren Angehörigen und Freunden führt.

2. Respekt/Achtung

Werden alle Menschen in der Einrichtung mit Respekt behandelt? Zeichnet sich das soziale Umfeld dadurch aus, dass Menschen nicht ausgeschimpft oder abgestempelt werden?

Jemanden mit Respekt und Höflichkeit zu behandeln, vermittelt die machtvolle Botschaft, dass wir die Person als geschätztes Mitglied der Gesellschaft sehen und ihr Wertschätzung entgegenbringen. Die Beziehung, die wir mit jemandem eingehen, den wir achten, beruht auf einer Haltung von Akzeptanz und positivem Ansehen. Wir erkennen ihn oder sie an, erinnern uns seiner oder ihrer und freuen uns an den Fertigkeiten und Leistungen des Betreffenden.

Wenn keine Kultur der Achtung der Person mit Demenz vorhanden ist, dann besteht für diese tendenziell die Gefahr, von den Mitarbeitern infantilisiert, bevormundet, gescholten oder herabgesetzt zu werden. In einer Atmosphäre, in der die Achtung gegenüber der Person fehlt, wird man deren Schwächen mit einem Etikett versehen und man wird sie sogar mit diesem Etikett benennen – wie beispielsweise, wenn ein Mensch mit Demenz als «Schreier» oder «Schmierfink» bezeichnet wird.

Wenn Menschen sich respektiert fühlen, dann neigen sie auch viel eher dazu, sich selbst und diejenigen um sie herum zu achten. Eine Kultur des Respekts lässt sich in einer DCM-Evaluation an einem hohen Aufkommen von Zeichen der Achtung, Bestätigung und des Feierns ablesen. Ein hohes Maß von Episoden des Infantilisierens, Etikettierens und Herabsetzens deuten darauf hin, dass die soziale Umgebung Respekt vermissen lässt. In einer Respekt zollenden und akzeptierenden, annehmenden Umgebung ist eine größere Häufigkeit des Wohlbefindens zu erwarten als in einer, in der Menschen sich herabgesetzt oder unfähig fühlen.

3. Wärme

Zeichnet sich die Atmosphäre durch emotionale Wärme und ein Annehmen der Bewohnerinnen und Bewohner aus? Machen diese den Eindruck, als ob sie sich wohl fühlen oder sehen sie eher so aus, als seien sie eingeschüchtert und würden vernachlässigt?

Im Zentrum einer positiven Sozialpsychologie, die Menschen dabei hilft, sich geborgen, zuversichtlich und wohl zu fühlen, stehen Wärme sowie bedingungslose, positive Aufmerksamkeit. Wenn ich mich von denjenigen um mich herum nicht willkommen geheißen und erwünscht fühle, welkt mein Personsein dahin. Zeichnet sich die Einrichtung oder Dienstleistung dadurch aus, dass einem häufig ein Lächeln begegnet, dass das Wohlergehen der Bewohnerinnen und Bewohner ein echtes Anliegen darstellt und dass diesen überall Unterstützungsbereitschaft entgegengebracht wird? Begegnen die Mitarbeiter den Bewohnerinnen und Bewohnern mit Zuneigung, Fürsorglichkeit und Besorgnis? Schaffen sie eine entspannte Atmosphäre, indem sie in der Kommunikation mit den Bewohnerinnen und Bewohnern das Tempo drosseln?

Und umgekehrt: Gibt es Anzeichen dafür, dass die Mitarbeiter ihre Aufmerksamkeit nicht den Bewohnern angedeihen lassen, wenn sie darum gebeten werden? Werden Informationen und Wahlmöglichkeiten in einem Tempo vermittelt, dem die Bewohner nicht folgen können? Konfrontation ist eine andere verbreitete Reaktion in Mitarbeiterteams, die das Wesen der Demenz nicht verstehen oder in einer Kultur der Schuldzuweisung arbeiten.

Wenn Menschen sich in einer Pflegeumgebung wohl fühlen, dann wird dies in einer entspannten Körperhaltung und einem Zutrauen in das Kommunizieren mit anderen ersichtlich.

In einer DCM-Evaluation dürfte sich dies in einem hohen Ausmaß an Wärme, Halten und entspanntem Tempo niederschlagen. Ein hohes Maß an Einschüchtern, Vorenthalten, und Überholen dürften hingegen darauf hinweisen, dass hier keine emotional warme Umgebung vorhanden ist. In einer emotional warmen und annehmenden Pflegeumgebung ist ein insgesamt weitaus höheres Maß an Wohlbefinden zu erwarten als in einer Umgebung, in der die Menschen angespannt und eingeschüchtert sind.

4. Validation

Werden die Ängste der Menschen ernst genommen? Werden sie für lange Zeit alleine gelassen, wenn sie unter Stress leiden?

Validation ist die Anerkennung und Unterstützung der Wirklichkeit einer anderen Person und das Vorhandensein von Sensitivität gegenüber den Gefühlen und der emotionalen Befindlichkeit dieses Menschen. Validation bedeutet auch, dass ein echtes Bemühen darum vorhanden ist, die Gefühle einer Bewohnerin oder eines Bewohners zu verstehen und anzuerkennen. Die emotionale Befindlichkeit wird respektiert und die Menschen werden nicht beschuldigt oder so behandelt, dass sie sich ihrer Gefühle wegen dumm vorkommen.

Wenn Menschen spüren, dass ihre emotionalen Bedürfnisse respektiert und verstanden werden, steigt die Wahrscheinlichkeit, dass sich ihre emotionale Befindlichkeit im Lauf der Zeit verbessern wird. Wenn man umgehend und mit Empathie auf negativem Stress reagiert, dann ist es wahrscheinlich, dass dieser sich schneller abbauen wird als wenn man die Menschen über lange Phasen von Stress ohne Begleitung in ihrem Zustand belässt.

In einer DCM-Evaluation drückt sich dies durch ein hohes Vorkommen von Anzeichen für Validation, Echtheit und Bestätigung aus. Ein hohes Aufkommen an Entwerten, Betrug und Anklage hingegen deutet an, dass wir es mit einer Umgebung zu tun haben, in der Validation fehlt. In einer Umgebung, die sich durch die Validation der Gefühle von Menschen auszeichnet, ist insgesamt eine höheres Vorkommen von Wohlbefinden und ein geringeres von herausforderndem Verhalten zu erwarten als in einer Umgebung, in der die Menschen sich mit ihrer emotionalen Not vorkommen, als trieben sie alleine auf hoher See.

5. Ermöglichen

Helfen die Pflegenden Menschen mit Demenz dabei, in Bezug auf die Sorge fur sich selbst und das eigene Tätigsein aktiv zu werden? Ist feststellbar, dass Menschen mit Demenz nicht wie gefühllose Gegenstände behandelt werden?

Ermöglichen bedeutet, sich zu identifizieren und die andere Person in einem bestimmten Bezugsrahmen zu Engagement zu ermuntern. Wenn in Pflegeumgebungen viel los ist, ist man versucht, einer Person mit Demenz die Verantwortung vollständig abzunehmen: ihr das Essen zu verabreichen, sie anzuziehen und sie zu waschen ohne ihr in irgendeiner Weise zu ermöglichen, jene Anteile an diesen Handlungen zu übernehmen, die sie selbst bewerkstelligen kann. Wenn man Menschen davon abhält, die Fähigkeiten zu nutzen, die sie haben, dann beraubt man sie in hohem Maß ihrer Antriebskraft.

Der Umfang an Unterstützung, die der oder die Einzelne bei ihrer Sorge für sich selbst benötigt, verändert sich im Lauf der Zeit. Das richtige Maß an Unterstützung ermöglicht es jemandem, sich befähigt *[empowered]* zu fühlen. Zu wenig Unterstützung führt dazu, dass die Person sich ängstlich und überfordert fühlt. Zu viel Hilfestellung kann wiederum dazu führen, dass der Betreffende ärgerlich wird und sich dumm vorkommt. Die bei den Mitarbeitern vorhandenen Fähigkeiten in Bezug auf das Ermöglichen – das Maß an Unterstützung abschätzen und diese im passenden Umfang anbieten – und die Fertigkeit der Kollaboration – die andere Person in dem, was geschieht, als vollständigen und gleichberechtigten Partner behandeln, mit ihr beratschlagen und zusammenarbeiten – sind entscheidend, wenn man erreichen will, dass Ermöglichen stattfindet.

Der Extremfall sind Einrichtungen, wo man Menschen behindert, sobald sie den Versuch unternehmen, irgendetwas zu tun. In einer solchen Umgebung wird der Wunsch einer Person danach, etwas zu tun, zunichte gemacht. Besonders deutlich hat dies sich in der Reaktion einiger Einrichtungen auf so genanntes «Wandern» gezeigt. Man betrachtete das Umherlaufen als Problemverhalten, dem Einhalt geboten werden muss. Wo diese Einstellung vorhanden ist, stellen sich regelmäßig Einschränkung, Konfrontation und die Person zur Machtlosigkeit verurteilen ein. Einschränkung kann eine physische Einschränkung von Menschen meinen, die darin besteht, dass man sie im Bett oder auf einem Stuhl festbindet oder fixiert, was in vielen Teilen der Welt eine akzeptierte Praxis in der Pflege darstellt. Es kann auch bedeuten, dass man Menschen in ihrer Bewegung physisch blockiert, indem man ihnen mit Stühlen oder anderen Gegenstände den Bewegungsraum versperrt. Oder es kann die Anbringung von Gittern an Betten bedeuten, die Menschen davon abhalten sollen, aus dem Bett zu steigen. Nun gibt es Fälle, wo das Sturzrisiko so viel Anlass zur Sorge gibt, dass eine spezielle Pflegeplanung erstellt werden muss, um das Wohlbefinden der betreffenden Person zu schützen. Der Einsatz von Einschränkungen als prioritäre Maßnahme wirkt sich freilich für die Bereitstellung einer positiven sozialen Umgebung kaum förderlich aus, wenn die Person, der diese Umgebung dienlich sein soll, den Drang verspürt, herumzulaufen und nicht einsehen kann, warum sie das nicht tun soll. Schließlich kann Einschränkung auch die Gabe von Medikamenten bedeuten, wenn etwa in hohem Maß auf den Einsatz von Neuroleptika zurückgegriffen wird, um Menschen ruhig zu stellen.

All dies lässt sich durch die Überprüfung von Pflege- und Medikamentenplänen sowie durch Praxisbeobachtungen analysieren und belegen.

Wenn Menschen das Gefühl haben, dass man ihnen Dinge ermöglicht, statt sie daran zu hindern, Dinge zu tun, dann wird sich bei ihnen im Laufe der Zeit sehr viel eher ein Zustand höheren emotionalen Wohlbefindens einstellen. Ebenso wird das generelle Niveau an Aktivität und Engagement bei ihnen höher liegen. In einer DCM-Evaluation dürfte sich dies in einem höheren Umfang an Wohlbefinden und Aktivsein und an einem signifikant hohen Vorkommen persönlicher Verstärker wie Empowerment, Erleichtern, Ermöglichen und Kollaboration zeigen. Ein hoher Grad an Episoden des zur Machtlosigkeit Verurteilens, des Zwangs, des Unterbrechens und zum Objekt Machens deutet hingegen darauf hin, dass man es mit einer sozialen Umgebung zu tun hat, die Menschen zur Machtlosigkeit verurteilt.

6. Teil des Gemeinwesens sein

Gibt es Hinweise darauf, dass Nutzerinnen und Nutzer der Pflegeeinrichtung kommunale Einrichtungen vor Ort nutzen? Erhalten sie regelmäßig Besuch von Menschen aus der Kommune?

Obwohl im Vereinigten Königreich die traditionellen Großinstitutionen, in denen Menschen mit Demenz lange Zeit untergebracht wurden, zugunsten kommunaler Einrichtungen geschlossen wurden, wächst und gedeiht die gelebte Erfahrung der Institutionalisierung in der Pflege von Menschen mit Demenz nach wie vor. Obwohl die heutigen Pflegeheime und die mit einem Pflegeangebot ausgestatteten Wohnlagen weitaus kleiner sind als die ehemaligen Asyle der Viktorianischen Zeit, existiert noch immer die Vorstellung der geschlossenen Anstalt, wo niemand, der dort lebt, je die Gebäude verlässt. Auch heute gibt man vielen Menschen, die in einer Pflegeeinrichtung leben, in der Tat nie die Möglichkeit, sich Mantel und Straßenschuhe anzuziehen und einen Hut aufzusetzen, um mit dem Bus irgendwohin zu fahren oder in einen Laden, eine gemütliche Kneipe oder an irgendeinen anderen Ort zu gehen, an dem sie gerne Zeit verbringen. All dies sind Betätigungen, die für Menschen einen Teil des normalen Lebens ausmachen. Sie helfen uns dabei, unsere Identität und unser Interesse am Leben in seiner ganzen Vielfalt aufrecht zu erhalten. Menschen mit Demenz brauchen diese Vielfalt ebenso wie alle anderen. Ähnlich verhalt es sich mit Pflegediensten, die Menschen in ihren eigenen vier Wänden betreuen. Oftmals werden sie als eine Art «Altensitter» aufgefasst und nicht als ein Betreuungsangebot, das es Menschen ermöglicht, ihr Leben weiterhin in der Kommune und als ein Teil von ihr zu führen.

Hinzu kommt, dass es viele Alten- und Pflegeheime gibt, wo noch nie jemand aus der örtlichen Kommune den Fuß über die Schwelle gesetzt hat. Manche dieser Örtlichkeiten existieren in den Köpfen nach wie vor so, als seien sie von den hohen Ziegelmauern umgeben, von denen die einstigen Anstalten umschlossen waren. Orte, die für Besucher einladend sind, laden auch zum Leben ein. Es gibt zahlreiche neue Ansätze, wo Therapeuten, Künstler oder Menschen mit einem besonderen Hobby in die stationären Einrichtungen gehen. Und es gibt noch sehr viel mehr, was von Freunden vor Ort und von Freiwilligen getan werden könnte. Wenn eine Einrichtung beispielsweise eine Art Nachtcafé einrichtet, das auch für externe Besucher offen ist, oder eine Kindertagesstätte, oder zusammen mit anderen kommunalen Einrichtungen ein Programm mit Aufführungen anbietet, dann trägt dies dazu bei, den Menschen in der Einrichtung ein Gefühl des Einbezogenseins in das normale Leben zu vermitteln und einen Teil des Stigmas außer Kraft zu setzen, von dem Demenz umgeben ist.

Ob eine Einrichtung derlei Aktivitäten und Ereignisse anbietet, lässt sich leicht feststellen, indem man sich das vorhandene Angebot an Aktivitäten anschaut und prüft, wer zu Besuch kommt und Interviews mit Mitarbeitern und Besuchern führt oder einen Fragebogen an diese verteilt.

5.6 Zusammenfassung

Der vierte elementare Bestandteil person-zentrierter Pflege besteht in einer Begleitung, die die Beziehung von Menschen mit Demenz zu anderen unterstützt und ihnen dabei hilft, Teil der menschlichen Gemeinschaft zu sein und in das Leben einbezogen zu bleiben. Die gelebte Erfahrung einer solchen Begleitung ist die, dass die Menschen sich durch gute Kommunikation und eine einschließende Praxis sicher, willkommen geheißen, wertgeschätzt und befähigt fühlen. Es gilt, Pflegeeinrichtungen als Teil der Gemeinde im ursprünglichen Sinn des Wortes und nicht als Mini-Anstalten zu begreifen.

6 Pflege im Kontext

Kitwood prägte den Begriff «person-zentrierte Pflege», um bestimmte Formen des Umgangs und Arbeitens mit Menschen mit Demenz zu charakterisieren, die den Rahmen einer biologisch oder technisch ausgerichteten Auffassung von Pflege sprengen. Seit der Begriff erstmals gebraucht wurde, haben sich Verständnis und Sachkenntnis in der Erbringung person-zentrierter Pflege beträchtlich weiterentwickelt. Dieses Buch ist ein Versuch, die verschiedenen elementaren Bestandteile einer person-zentrierten Pflege herauszuarbeiten und darzustellen, wie diese in der Praxis aussehen sollten. Die Liste der Grundelemente und Indikatoren sollte als eine Art *work in progress* [d.h. ihrem Wesen nach stets vorläufig, Anm. d. Ü.] und nicht als eine in Stein gehauene Definition verstanden werden. Die Elemente und Indikatoren beruhen zu einem großen Teil auf meinen Erfahrungen als im Vereinigten Königreich arbeitende Pflegepraktikerin sowie auf Erfahrungen, die ich im Zuge von Besuchen in Einrichtungen auf der ganzen Welt gemacht habe, in denen versucht wird, eine menschengerechtere Pflege anzubieten. Ein anderer Teil beruht auf meiner Kenntnis des vorliegenden empirisch gesicherten Wissens darüber, was in der Pflege von Menschen mit Demenz funktioniert.

Zudem genieße ich das Privileg einer beruflichen Situation, die mir Zeit dafür gibt, gründlich über die hier dargestellten Fragen und Probleme nachzudenken. Die VIPS-Indikatoren wurden vor einigen Jahren in einer ersten Version entwickelt. Das ursprüngliche Instrumentarium wurde von etwa 50 Einrichtungen im Vereinigten Königreich und den USA eingesetzt, die auch eine Rückmeldung lieferten. Dies hat dazu beigetragen, die Indikatoren weiter zu verfeinern und sie schließlich in die Form zu bringen, in der sie in diesem Buch vorgestellt werden.

Es ist aufschlussreich, sich einmal zu überlegen, ob die hier vorgestellte Definition person-orientierter Pflege sich als Modell eignet, mit dessen Hilfe sich bestimmte Vorhersagen darüber treffen lassen, was passiert, wenn nur bestimmte Elemente der person-zentrierten Pflege praktiziert und andere vernachlässigt werden. Die im Folgenden beschriebenen Beobachtungen basieren ebenfalls auf Erfahrungen aus meiner Arbeit mit zahlreichen Pflegeeinrichtungen für Menschen mit Demenz. **Tabelle 6.1** liefert eine überblicksartige Zusammenfassung in Form eines Diagramms.

Tabelle 6.1: Unterwegs zu einem Modell person-zentrierter Pflege für Menschen mit Demenz

im Falle einer Vernachlässigung dieses Elements	Element	wenn Element Beachtung findet, aber andere vernachlässigt werden
Menschen mit Demenz und diejenigen, die für sie sorgen, sind in der Pflegeeinrichtung und in den dort bestehenden Regelungen und Vorschriften Diskriminierungen ausgesetzt.	V	Pflegerischer Evangelismus. Man ergeht sich in Platitüden, denen jeder zustimmt, hat aber keine Ahnung, wie die frohe Botschaft in die Praxis umgesetzt werden kann.
Chaotische und unangemessene Assessments und Pflegepläne für Menschen mit komplexen Bedürfnissen und Lebensgeschichten	I	Viel zu erledigender Papierkram. Die Pflegepläne unterscheiden sich alle voneinander; die Bandbreite der abgedeckten individuellen Bedürfnisse ist jedoch recht schmal.
Die praktizierte Pflege wird den Prioritäten des Individuums nicht gerecht. Hohes Aufkommen an herausforderndem Verhalten und erlernter Hilflosigkeit	P	Es wird viel an Information gesammelt, diese aber nie adäquat genutzt.
Unzulängliche Kommunikation und Fehlen demenz-bewusster zwischenmenschlicher Fähigkeiten auf Seiten der Mitarbeiter; Akzentuierung von Sicherheit und Ästhetik auf Seiten der Organisation	S	Eine sklavische Befolgung von Methoden und Arbeitstechniken. Häufige Richtungsänderungen, da man sich bei der Wahl seines methodischen Handwerkzeugs stets nach dem neuesten Schrei richtet und dieses dann wieder verwirft.

Teil 1 des Modells, das Element V, impliziert eine hohe Wertschätzung für eine anti-diskriminierende Praxis im Umgang mit Menschen mit Demenz und denen, die mit ihnen arbeiten. Der entscheidende Anstoß zur Bekämpfung des «Demenzismus» *[dementia-ism]* kam jedoch großteils von Menschen mit Demenz selbst sowie von Angehörigen und Menschen, die in der Pflege tätig sind. In den Leitbildern oder wertebezogenen Aussagen vieler Einrichtungen und in regierungsseitigen Grundsatzpapieren und Richtlinien wird die Bekämpfung von Demenzfeindlichkeit *[dementia-ism]* nicht explizit gemacht. Diese Haltung muss jedoch deutlich ausformuliert werden. Sonst besteht nämlich die Gefahr, dass die Bemühungen um eine person-zentrierte Pflege durch den Druck der Demenzfeindlichkeit *[dementia-ism]* als in der Gesellschaft virulente Abwehrhaltung ausgehöhlt werden. Dies lässt sich nur dadurch verhindern, dass eine anti-diskriminierende Praxis in einer Strategie der Wertschätzung jeder Person mit Demenz als eines einzigartigen Individuums im pflegerischen Kontext verankert wird. Menschen mit Demenz wertzuschätzen ist etwas, auf das Einrichtungen sich aktiv verpflichten müssen, wenn sie person-zentrierte Pflege tatsächlich realisieren wollen.

Wenn aber, anders herum betrachtet, person-zentrierte Pflege ausschließlich als Wertebasis aufgefasst wird, dann kann sie sehr rasch als ein Haufen leerer Worte, als frohe Botschaft ohne jegliche praktische Anwendung und als abstrakter Wissensfundus verstanden werden. Es gibt Menschen, denen es leicht fällt, sich von einer Wissensbasis ausgehend praktische Umsetzungen vorzustellen und diese dann auch durchzuführen. Doch viele andere sind darauf angewiesen, dass man ihnen die Implikationen einer solchen Wissensbasis doch in sehr viel konkreterer Weise ausbuchstabiert.

Inhalt des zweiten Elements (I) ist der Fokus auf dem Individuum. Wenn person-zentrierte Pflege mit einer individualisierten Pflege gleichgesetzt wird, ohne die anderen Elemente der Definition einzubeziehen, dann kann Pflege sehr schnell zur Berücksichtigung individueller Bedürfnisse innerhalb eines eng gesteckten Bezugsrahmens abgleiten, die für die gelebte Erfahrung von Menschen mit Demenz keinen signifikanten Unterschied macht. In einem ganzheitlichen Rahmen wird person-zentrierte Pflege normalerweise auch beinhalten, dass man versucht, die Welt aus der Warte der Person mit Demenz zu sehen. Es ist aber auch durchaus möglich, individualisierte Assessments durchführen und auf der Basis eines individualisierten Ansatzes zu pflegen, ohne sich dabei jemals die Sicht der Person mit Demenz zu vergegenwärtigen. In einem solchen Fall würden Assessments sich ausschließlich auf Konstrukte konzentrieren, die voll und ganz von einer professionellen Sichtweise bestimmt sind. So kann es durchaus sein, dass für jede Bewohnerin und jeden Bewohner ein individueller Pflegeplan erstellt wird, ohne dass dieser jene Dinge hervorhebt und ihnen Priorität einräumt, die für das jeweilige Individuum wichtig und bedeutsam sind.

Von der anderen Seite betrachtet: Wenn im Hinblick auf individuelle Bedürfnisse die praktischen Dinge des Lebens nicht in den Blick genommen und berücksichtigt werden, dann wird person-zentrierte Pflege zu chaotisch, als dass sie umgesetzt werden könnte.

Das dritte Element (P) hat zum Inhalt, die Perspektive der Person mit Demenz zum Ausgangspunkt zu machen. Wenn dies als die alles überstrahlende Botschaft person-zentrierter Pflege verstanden wird, dann werden ungeheuer viele Informationen erhoben, die aber keinerlei bedeutsame Auswirkungen auf das Leben der betreffenden Person zeigen. Rund um den Globus sind die Aktenschränke in Pflegeeinrichtungen voller Informationen über das Leben der Bewohnerinnen und Bewohner, ohne dass die pflegenden Mitarbeiter auch nur die rudimentärsten Fakten über diese Personen kennen. Die Sichtweisen der Individuen müssen also genutzt werden, wenn sie Teil person-zentrierter Pflege sein sollen.

Andererseits läuft Pflege ohne die persönliche Perspektive Gefahr, zu einem Ratespiel zu werden. Wenn Menschen mit Demenz auf den Versuch angewiesen sind, sich verständlich zu machen, dürfte herausforderndes Verhalten ziemlich häufig auftreten. Die andere Möglichkeit ist, dass diese Menschen aufgegeben und ihre Anstrengungen eingestellt haben, woraus sich eine Situation erlernter Hilflosigkeit entwickeln dürfte.

Element 4 (S) steht für eine positive soziale Umgebung. Dies meint die zwischenmenschlichen Fertigkeiten und die individuellen und organisatorischen Mittel, um positiv auf das Leben von Menschen mit Demenz einwirken zu können. Wenn dies für sich genommen mit person-zentrierter Pflege gleichgesetzt wird, dann besteht die Gefahr, dass Pflege sehr mechanistisch wird, ohne individuelle Bedürfnisse und Perspektiven einzubeziehen. Ohne starke Wertebasis verschwimmt die eigentliche Ursache dafür, all diese Instrumentarien und Mittel einzusetzen, was eine sklavische Befolgung von Verfahrensweisen nach sich ziehen kann.

Die andere Seite sieht so aus, dass Verwirrung und Stress die Oberhand gewinnen, wenn Pflegende, Familienangehörige und die Organisation selbst nicht über geeignete Fertigkeiten und Verfahrensweisen verfügen, um eine positive soziale Umgebung zu schaffen. Die Organisation wird dann wahrscheinlich den Schwerpunkt auf eine Pflegepraxis legen, die die Sicherheit des Eigentums und der Bewohner und die Ästhetik der physischen Umgebung in den Vordergrund stellt.

6.1 Zusammenfassung

Demenz stellt ohne jeden Zweifel ein überwältigendes Problem dar. Mit der hier vorgestellten Sichtweise wird in keinster Weise versucht, den Schmerz und die emotionale Not, die von ihr hervorgerufen wird, klein zu reden. Es ist jedoch durchaus möglich, dass es uns gelingt, einen Teil des Leidens zu vermeiden, indem wir von einer Pflege wegkommen, die selbst Leiden verursacht, weil ihr der Erhalt von Personsein fehlt und uns einem stärker person-zentrierten Ansatz in unserer Pflege verschreiben.

Der VIPS-Rahmen hat keineswegs ausschließliche Gültigkeit für Einrichtungen für Menschen mit Demenz. Er gilt für alle, die sich in einem Zustand der essentiellen Abhängigkeit und Verwundbarkeit befinden; anders gesagt gilt er für jede und jeden Einzelnen von uns. Wenn man die Person-Zentriertheit einer Organisation beurteilt und diese es schafft, ihre person-zentrierte Pflege für Menschen mit Demenz und ihre Angehörigen in Ordnung zu bringen, dann bestehen gute Chancen dafür, dass dies auch für alle anderen gut ist.

Teil 2
Der VIPS-Rahmen

7 Der VIPS-Rahmen: Person-zentrierte Pflege für Menschen mit Demenz

7.1 Der VIPS-Rahmen – eine Gebrauchsanleitung

Die VIPS-Definition person-zentrierter Pflege umfasst vier Hauptelemente:

- **V** *Value base* – eine Wertebasis, die den absoluten Wert eines jeden menschlichen Lebens wertschätzt – unabhängig vom Alter oder der kognitiven Fähigkeiten eines Menschen
- **I** *Individualized* – ein individualisierter Pflegeansatz, der die Einzigartigkeit jedes Einzelnen anerkennt
- **P** *Perspective* – die Welt aus der Perspektive der Adressaten der pflegerischen Bemühungen betrachten
- **S** *Social environment* – eine soziale Umgebung zur Verfügung stellen, die den psychischen Bedürfnissen von Menschen mit Demenz nachkommt.

In Teil I sind diese Elemente detailliert beschrieben worden. Teil II stellt nun das vom VIPS- Rahmen bereitgestellte Instrumentarium vor.

Das Instrumentarium soll Einrichtungen, die Menschen mit Demenz begleiten, dabei helfen, die relativen Stärken und Schwächen ihrer Organisation in Bezug auf die eigene Praxis abzuschätzen. Für jedes Element werden sechs (6) Schlüsselindikatoren ausführlich beschrieben, mit deren Hilfe sich die bestehende Pflegepraxis auf Person-Zentriertheit überprüfen lässt. Ihre Aufgabe besteht darin, das Abschneiden Ihrer Einrichtung in Bezug auf jeden einzelnen Faktor zu reflektieren. Auf dieser Grundlage lässt sich dann ein Aktionsplan zur Verbesserung der Pflegequalität erstellen. Um Ihre Praxis weiterentwickeln zu können, ist es hilfreich, die hierfür erforderlichen Unterlagen im Team zu erstellen.

Dieses sollte sich möglichst aus Personen zusammensetzen, die in Ihrer Einrichtung unterschiedliche Aufgaben wahrnehmen. Es ist sehr unwahrscheinlich, dass eine einzelne Person in der Lage ist, sämtliche Fragen von sich aus zu beantworten.

Wenn hier von Einrichtungen die Rede ist, die Pflege für Menschen mit Demenz anbieten, dann nimmt dies das gesamte Spektrum vorhandener Versorgungsangebote und -formen in den Blick. Neben den Einrichtungen der Langzeitpflege sind dies ambulante Pflege- und Betreuungsangebote für Menschen, die in ihren eigenen vier Wänden leben, betreute Seniorenwohnanlagen, Pflege- und Betreuungsangebote des Gesundheitswesens sowie die Pflege im Krankenhaus.

Pflegeeinrichtungen sollten Ihr Abschneiden mit Hilfe der folgenden Bewertungsskala beurteilen:

Ausgezeichnet: Dieses Prädikat sollte dann vergeben werden, wenn keinerlei Zweifel daran besteht, dass die Einrichtung in Bezug auf den überprüften Indikator den höchsten Anforderungen gerecht wird und dies bereits seit geraumer Zeit in der gesamten Einrichtung auf gleich hohem Niveau der Fall ist.

Gut: Diese Bewertung sagt: Sie sind sich sicher, dass Ihre Einrichtung in Bezug auf den überprüften Indikator ein hohes Qualitätsniveau erreicht hat, konnten gewisse Bedenken in Bezug auf die Stetigkeit und Durchhaltbarkeit dieses hohen Qualitätsniveaus jedoch nicht völlig ausräumen.

Zufriedenstellend: Zeigt eine hinreichende Leistung an. Damit wird ausgesagt, dass der Indikator in der Regel nachweislich erfüllt ist oder aber die Einrichtung Komponenten einer guten Praxis aufweist, die das Potential besitzen, im Zuge eines Entwicklungsprozesses in der gesamten Organisation etabliert zu werden.

Entwicklungsbedarf vorhanden: Deutet darauf hin, dass man in der Einrichtung nicht weiß, wo man im Hinblick auf den entsprechenden Indikator steht. Es stellt sich die Frage, ob dieser Indikator in der bisherigen Arbeit überhaupt Beachtung gefunden hat. Möglicherweise hat sich die Notwendigkeit gezeigt, die Blockaden zu identifizieren, die eine kontinuierliche Gewährleistung der Erfüllung des Indikators verhindern.

Der VIPS-Rahmen lässt sich zur Verfolgung von mindestens drei unterschiedlichen Zielen nutzen:

1. **In der gesamten Organisation für person-zentrierte Pflege sensibilisieren.** Bei dieser Einsatzmöglichkeit nutzt der Leiter einer Gruppe die bereitgestellten Fragen, um eine Auseinandersetzung mit jeder Frage anzustoßen. Die Zusammensetzung der Gruppe hängt von der Größe der jeweiligen Einrichtung und davon ab, welches primäre Ziel mit der Bildung der Gruppe verfolgt wird. So kann es sich um eine organisatorisch vorgegebene Gruppe wie etwa ein

Stationsteam, um ein ambulantes Pflegeteam oder um die Geschäftsführung bzw. Leitungsebene eines Anbieters von Pflege- und Betreuungsdienstleistungen handeln. Am günstigsten dürfte es sein, eine Gruppe von zehn bis zwölf Personen zu bilden, die auf verschiedenen organisatorischen Ebenen der Einrichtung arbeiten und unterschiedliche Arbeitsbereiche verantworten. In einer solchen Konstellation wird die Diskussion an sich bereits zahlreiche Dinge erbringen. Man wird Bereiche entdecken, zu denen man sich beglückwünschen kann, d.h. wo man Dinge erkennt, die bereits gut gelaufen sind und die auch breiter publik gemacht werden könnten. Und es wird andere Bereiche geben, wo Diskrepanzen im Hinblick auf die bei den verschiedenen Gruppenmitgliedern vorhandenen Erfahrungen festzustellen sind.
Dies stellt sich mitunter als Missverhältnis zwischen dem dar, was laut bestehenden Vorschriften und Verfahren geschehen sollte und dem, was tatsächlich geschieht. Es kann sein, dass sich hier beträchtliche Schwankungen innerhalb der Organisation zeigen, die darauf hinweisen, dass eine erfolgreiche Praxis geteilt, also auch mitgeteilt werden muss. Und es wird andere Bereiche geben, wo die Gruppe Lücken in der Bereitstellung einer person-zentrierten Pflegepraxis identifiziert und vielleicht eine erste Diskussion darüber führt, wie sich hier Abhilfe schaffen ließe. Eine derartige Anbahnung von Veränderungen muss mit viel Geschick gehandhabt werden, um sicherzustellen, dass es den Mitgliedern der Gruppe gut damit geht, Informationen mit den anderen zu teilen und die Annahmen der anderen in Frage zu stellen.

2. **Evidenzerhebung und Benchmarking.** Dies ist ein etwas formellerer Weg, den VIPS-Rahmen zu einer systematischen Klärung der Frage heranzuziehen, wie die Pflegepraxis der Einrichtung tatsächlich abschneidet. Die meisten Organisationen schätzen die Qualität der eigenen Pflegepraxis meist höher ein als sie tatsächlich ist! Möglichkeiten der Erhebung schließen eine Durchsicht vorhandener Unterlagen ebenso ein wie Interviews mit Mitarbeitern und Betroffenen, die Durchführung von Fokusgruppen zu speziellen Themen, Fragebogenauswertungen, Praxisbeobachtung und die Beobachtung von Schlüsselindikatoren und kritischen Vorfällen. Diese Art der Erhebung und Analyse von empirischem Beweismaterial setzt Qualifikationen zur Durchführung von Evaluationen und Revisionen voraus.

3. **Aktionsplanung für Verbesserungen bei den Schlüsselelementen.** Es kann sein, dass eine Organisation sich zunächst auf eines oder zwei der vier Elemente konzentrieren muss, damit sich Verbesserungsanstrengungen auch tatsächlich in der Praxis auswirken können. Dies könnte so geschehen, dass sich spezielle Arbeitsgruppen oder Lernteams zusammenfinden, die sich mit ausgewählten Elementen oder bestimmen Indikatoren befassen. Dabei lassen sich die Indikatoren dafür nutzen, jene Schlüsselbereiche zu identifizieren, die in der Organisation momentan von besonderem Interesse sind. Dies setzt Kompetenzen im Projektmanagement und in der Praxisentwicklung voraus.

Wenn man in einer Einrichtung person-zentrierte Pflege etablieren und auf Dauer aufrechterhalten möchte, dann muss sich die gesamte Organisation zu einer solchen Arbeitsweise verpflichten. In Bezug auf die unterschiedlichen Elemente bedarf es dabei einer auf unterschiedlichen Ebenen angesiedelten Mitarbeiterführung.

Für Element 1 – Menschen wertschätzen – muss die Verantwortung bei denjenigen auf der Leitungsebene der Organisation liegen. Beim zweiten Element – der Bereitstellung einer auf die individuellen Bedürfnisse abgestimmten Pflege – sollten vor allem diejenigen den Auseinandersetzungs- und Entwicklungsprozess anleiten, die in der Organisation für Pflegestandards und -verfahren verantwortlich sind. Bei den letzten beiden Grundelementen – die die Perspektive der Person mit Demenz zum Ausgangspunkt machen und eine stützende soziale Umgebung gewährleisten – sollten diejenigen die Leitung übernehmen, die für das operative Management und die alltägliche Pflegepraxis verantwortlich zeichnen.

Der VIPS-Rahmen: Überdenkenswerte Punkte und empirische Belege

Name der Pflegeeinrichtung: .... Datum: ....

Art der Einrichtung (Versorgungsform): ....

Element V: Wertschätzen. Menschen mit kognitiven Behinderungen und diejenigen, die sie begleiten, wertschätzen

Bürgerrechte und Ansprüche ungeachtet von Alter oder kognitiver Beeinträchtigung fördern und diskriminierende Praktiken ausmerzen.

Indikator	Wie stehen wir da?
V 1: Leitbild Ist person-zentrierte Pflege explizit im Leitbild oder im Betreuungskonzept der Einrichtung verankert? **Überdenkenswerte Punkte:** Das Leitbild einer Einrichtung buchstabiert Sinn und Zweck ihrer Existenz aus. Menschen wertzuschätzen muss ganz oben beginnen. Die Gleichheit aller ungeachtet des Alters oder einer kognitiven Behinderung wertzuschätzen, stellt eine Herausforderung dar, die nicht leicht zu meistern ist. Ihr voll und ganz gerecht zu werden, ist unmöglich, wenn diejenigen auf der Vorstandsebene dies nicht all ihren Entscheidungen zugrunde legen. Dem im Leitbild der Organisation Ausdruck zu verleihen bedeutet, dass die Organisation ihrem Grundsatz, die Rechte von Menschen mit Demenz zu fördern, öffentlich Ausdruck verleiht. Es sollte schriftliches Material vorhanden sein, das die von der Einrichtung angebotenen Dienste beschreibt. Die Darstellung sollte für diejenigen, denen die angebotene Pflege und Betreuung zugute kommen soll, verständlich sein und das Material sollte stets rechtzeitig zur Verfügung stehen. Es sollte ein Leitbild enthalten, das festhält, dass Nutzerinnen und Nutzer ungeachtet ihres Alters oder des Niveaus ihrer kognitiven Fähigkeiten unterstützt werden. Wo angebracht, sollten diese Informationen auch in gesprochener Form (z.B. als Audio-Aufzeichnung) oder in anderen geeigneten Formaten zur Verfügung stehen. Diese oberste Zweckbestimmung sollte allen, die für die Organisation arbeiten und auf sämtlichen Ebenen klar sein – von der Basis bis zur obersten Führungsetage. Sie sollte auch denjenigen deutlich sein, auf die die Anstrengungen der Organisation gerichtet sind; gleiches gilt für deren Angehörige sowie für alle, die mit der Einrichtung in Berührung kommen. **Überprüfungsmöglichkeiten:** ▪ Überprüfung der vorhandenen Materialien, die potentiellen Nutzerinnen und Nutzern die Einrichtung und ihr Angebot beschreiben ▪ Standardisierte Befragungen von MitarbeiterInnen ▪ Standardisierte Befragungen und Interviews mit Nutzerinnen und Nutzern der Einrichtung ▪ Standardisierte Befragungen und Interviews mit Angehörigen und anderen Unterstützern; Überprüfung des Aufnahmeverfahrens oder der individuellen Pflegepfade neu aufgenommener Nutzerinnen und Nutzer	Ausgezeichnet Gut Zufriedenstellend Entwicklungsbedarf vorhanden

Indikator	**Wie stehen wir da?**
V 2: Management der Humanressourcen	
Sind Verfahren etabliert, die sicherstellen, dass die Mitarbeiterinnen und Mitarbeiter sich von ihren Arbeitgebern wertgeschätzt fühlen?	
Überdenkenswerte Punkte: Wenn Mitarbeiter davon überzeugt sein sollen, dass Kommunikation, Integrität und ein ganzheitlich verstandenes Sorgen *(nurturing)* in ihrer Arbeit mit dementiell veränderten Menschen wichtig sind, dann sollte dies der Erfahrung entsprechen, wie sich die Organisation ihnen als Arbeitnehmern gegenüber verhält. Wird die Bedeutsamkeit der Zusammenstellung von Arbeitsteams verstanden, in denen die Zusammenarbeit gut klappt und die in ihrer arbeitsbezogenen Zielsetzung übereinstimmen? Teams, die ihre gemeinsame Arbeit als einen Wert an sich schätzen, dürften viel eher dazu neigen, ein Gefühl der Gemeinschaft mit allen zu fördern, die zur Einrichtung gehören bzw. diese nutzen. Ein Gemeinschaftsgefühl verringert auch das Risiko, dass Menschen, die sich nicht so ohne Weiteres einpassen, zum Sündenbock gemacht werden. Welche Linie wird in Bezug auf das Anschwärzen von Kolleginnen oder Kollegen gefahren? Wie geht man mit Erkrankungen um? Gibt es etablierte Verfahren für die Einarbeitung, die Mitarbeiterbeurteilung und Mitarbeiterbelohnung? Wie sehen die genaueren Vorgaben und Bedingungen der Beschäftigung aus? Wie geht man mit tätigkeitsbedingtem Stress um? Person-zentriert zu betreuen ist eine in emotionaler Hinsicht äußerst arbeitsintensive Tätigkeit. Wie wird festgestellt, dass ein Team zusätzlich Unterstützung braucht? Wie sieht eine solche zusätzliche Unterstützung aus? In welcher Form wird diese bereitgestellt? Wir wird sie verfügbar gemacht? Wie wird sie überprüft? Gibt es ein etabliertes Verfahren der Nachbesprechung und Reflektion nach besonders stressreichen Begebenheiten? **Überprüfungsmöglichkeiten:** ■ Personalerhebungen (standardisierte Fragebögen und Interviews) mit MitarbeiterInnen ■ Überprüfung etablierter Verfahren ■ Überprüfung durch eine externe Organisationsberatung	Ausgezeichnet Gut Zufriedenstellend Entwicklungsbedarf vorhanden

<table>
<tr><th>Indikator</th><th>Wie stehen wir da?</th></tr>
<tr><td>

V 3: Ethos des Managements

Üben die Verfahrensweisen des Managements sich stärkend bzw. befähigend auf die unmittelbar Pflegenden aus?

Überdenkenswerte Punkte: Mitarbeiter, die merken, dass ihre Ideen für eine gute Praxis positiv aufgenommen werden, werden wahrscheinlich auch auf Ideen und Herausforderungen, die von Seiten der Nutzerinnen und Nutzer der Einrichtung an sie herangetragen werden, positiv reagieren. Wenn eine Organisationskultur etabliert ist, die darum bemüht ist, Mitarbeiterinnen und Mitarbeitern grünes Licht einzuräumen, dann dürften diese geneigt sein, gegenüber den Nutzerinnen und Nutzern und deren Angehörigen ebenfalls eine ermöglichende Haltung zu zeigen. Hinweiszeichen hierfür sind u.a. frei zugängliche Kommunikationswege, die über die unterschiedlichen organisatorischen Ebenen hinweg genutzt werden. Ist in der Organisation ein Beratungsprozess etabliert, der überall Vertrauen findet? Mitarbeiter, die das Gefühl haben, dass ihre Meinung in Fragen der Pflegepraxis eingeholt wird, dürften auch offener dafür sein, ihrerseits Beratungspraktiken mit Nutzern und Angehörigen in Gang zu setzen. Wird vom Management eine Politik der offenen Tür verfolgt? Mitarbeiter, die merken, dass sie ihre Vorgesetzten jederzeit ansprechen können, wenn sie ein Problem haben, das sie alleine nicht lösen können oder wenn sie eine Idee haben, um die alltägliche Praxis zu verbessern, werden ihrerseits für die Anliegen und Ideen von Nutzern und Angehörigen aufgeschlossener sein und die Bereitschaft zeigen, ihnen zuzuhören. Wird die Handhabung der Ressourcen auf die Ebene delegiert, die am besten dazu geeignet ist, eine person-zentrierte Betreuung sicherzustellen? Wo die Fähigkeit zu effektiver Kommunikation fehlt, weist die Grundlage für die Bereitstellung einer adäquaten sozialen Umgebung einen gravierenden Mangel auf. Wo gute Kommunikation fehlt, gedeihen Paranoia, Verwirrung und Angstgefühle. Dies gilt sowohl für Mitarbeiterteams als auch für die Menschen, die gepflegt und betreut werden. Wie werden Dinge zwischen Mitarbeitern kommuniziert? Wird genügend Zeit für Übergaben und für das gemeinsame Lösen von Problemen zur Verfügung gestellt? Wer spricht mit wem? Wie sieht die Kommunikation innerhalb einer Schicht aus? Wie steht es mit der Kommunikation zwischen den unmittelbar pflegerisch Tätigen und den Mitarbeitern in leitenden Stellungen? Wie ist es um die Kommunikation zwischen den verschiedenen Schichten bestellt? Wie um die zwischen Tages- und Nachtpersonal? Zwischen Mitarbeitern, die in unterschiedlichen Teilen eines Gebäudes arbeiten? Läuft die Kommunikation ausschließlich von A nach B ab oder funktioniert der Austausch in beiden Richtungen? Haben die Mitarbeiter den Eindruck, dass man ihnen zuhört und ihnen Möglichkeiten zur Mitsprache eingeräumt werden?

Überprüfungsmöglichkeiten:

- Standardisierte Befragungen von und Interviews mit MitarbeiterInnen
- Überprüfung etablierter Verfahrensweisen des Managements und von Mitarbeiterbesprechungen
- Analyse von Beschwerden

</td><td>

Ausgezeichnet

Gut

Zufriedenstellend

Entwicklungsbedarf vorhanden

</td></tr>
</table>

Indikator	Wie stehen wir da?
V4: Mitarbeiterschulung und Personalentwicklung Fördern die etablierten Vorgehensweisen eine Mitarbeiterschaft, die für eine person-zentrierte Betreuung qualifiziert ist? **Überdenkenswerte Punkte:** Person-zentrierte Pflege und Betreuung für Menschen mit Demenz über eine längeren Zeitraum aufrecht zu erhalten ist kein einfacher oder gar trivialer Prozess. Die demenzbezogene Betreuung verfügt über keine bewährte Pflegetradition einschließlich entsprechender Verfahrensweisen zu deren Aufrechterhaltung. In der Einrichtung muss die Einsicht verankert sein, dass die Betreuung von Menschen mit Demenz eine qualifizierte Tätigkeit darstellt, die emotional wie körperlich arbeitsintensiv ist. Wie sieht die Fort- und Weiterbildungsstrategie der Einrichtung aus? Was wird in Sachen Betreuung von Menschen mit Demenz im Zuge der Einarbeitung getan? Wie werden Weiterbildungsbedarfe identifiziert? Welche speziellen Weiterbildungsangebote stehen zur Verfügung? Wie werden Lernen und Weiterbildung am Arbeitsplatz unterstützt? Wie sieht es mit demenzspezifischem Wissen bei den leitenden Angestellten aus? Sind dort anerkannte gerontologische und demenzbezogene Qualifikationen vorhanden? Sind Möglichkeiten für eine reflektierende Praxis etabliert? Gibt es ein Supervisions- und/oder ein Mentoringangebot, also eine enge fachliche Begleitung und Beratung im Pflegealltag? Wenn einzelne Mitarbeiter oder Teams Probleme bei ihrer Arbeit mit einem bestimmten Nutzer der Einrichtung oder mit Angehörigen haben – wie kommen sie an zusätzliche Expertenunterstützung heran? **Überprüfungsmöglichkeiten:** ■ Mitarbeitererhebungen: standardisierte Befragungen von und Interviews mit den MitarbeiterInnen ■ Schulungsunterlagen ■ Analyse vorhandener Qualifikationen und Fähigkeiten ■ Analyse kritischer Vorfälle	Ausgezeichnet Gut Zufriedenstellend Entwicklungsbedarf vorhanden

Indikator	Wie stehen wir da?
V 5: Physische und soziale Pflegeumgebungen Ist eine physische und soziale Umgebung vorhanden, die Menschen mit kognitiven Behinderungen Unterstützung bietet? **Überdenkenswerte Punkte:** Anti-diskriminierende Praxis bedeutet, dass Menschen mit Demenz die gleichen Rechte haben wie alle anderen auch; es bedeutet nicht, dass sie keiner besonderen Unterstützung bedürfen. Um ein Beispiel zu geben: Wir erwarten, dass Menschen, die auf einen Rollstuhl angewiesen sind, eine Zugangsmöglichkeit zu Gebäuden haben und dass entsprechende Vorrichtungen wie Rampen oder Aufzüge vorhanden sind, um dies zu gewährleisten. Ebenso hat auch eine Person mit Demenz ein Anrecht darauf, sich in einem Gebäude zurechtzufinden. Hierfür sind eine klare Ausschilderung in Form eines Leitsystems und geeignete Wegemarkierungen erforderlich. Auf der unternehmerischen Ebene bedeutet dies, dass eine anti-diskriminierende Praxis im Bauauftrag, in der architektonischen Ausführung wie auch im Inventar und der Einrichtung des Gebäudes nachweisbar sein muss. Zeichnet sich die generelle physische Bauweise durch Merkmale aus wie: klare Farben; ein die Erinnerung unterstützendes Orientierungs- und Leitsystem; unproblematische, d.h. keine Irritationen hervorrufende Fußböden; ein barrierefreier Zugang zu sicheren Aufenthaltsmöglichkeiten im Freien; möglichst wenige blinde Ecken; keine offensichtlich verschlossenen Türen sowie ein unaufdringlicher Technikeinsatz zur Gewährleistung einer physischen Umgebung, die so wenig Verwirrung oder Ängste auslösend angelegt ist wie irgend möglich? Ist sichergestellt, dass alle unmittelbar pflegerisch tätigen Mitarbeiter über die erforderliche Sicherheit in der adäquaten Kommunikation mit Menschen mit Demenz verfügen? Ist es Grundsatz des Hauses, dass sämtliche Mitarbeiter mit direktem Kontakt zu Menschen mit Demenz darüber Bescheid wissen, wie sie eine Person so unterstützen können, dass diese sich ruhig und geborgen fühlt? Ist dies am Einarbeitungskonzept und den Schulungsunterlagen erkennbar? **Überprüfungsmöglichkeiten:** ■ Interviews und standardisierte Befragungen bei Nutzerinnen und Nutzern sowie bei den Mitarbeitern ■ Überprüfung der physischen Umgebung ■ Schulungsunterlagen ■ Analyse vorhandener Qualifikationen und Fertigkeiten ■ Praxisbeobachtung	Ausgezeichnet Gut Zufriedenstellend Entwicklungsbedarf vorhanden

Indikator	Wie stehen wir da?
V 6: Qualitätssicherung Sind kontinuierliche Maßnahmen zur Qualitätsverbesserung in der Einrichtung etabliert, die von dem Wissen um die Bedürfnisse und Anliegen der Nutzerinnen und Nutzer und einem entsprechenden Handeln geleitet sind? **Überdenkenswerte Punkte:** Das Wissen darüber, wie Nutzerinnen und Nutzer sich auf Dauer mit der ihnen gebotenen Betreuung fühlen, ist für person-zentrierte Pflege von zentraler Bedeutung. Wie weiß Ihre Organisation um die Sichtweisen von Menschen mit Demenz und wie stellt sie ein entsprechendes pflegerisches Handeln sicher? Werden regelmäßige standardisierte Befragungen zur Zufriedenheit durchgeführt oder Interviews, Gesprächsrunden mit Fokus- oder Referenzgruppen oder auch systematische Praxisbeobachtungen, beispielsweise mit Hilfe von Dementia Care Mapping? Werden die Ansichten sämtlicher Nutzerinnen und Nutzer der Einrichtung ungeachtet des Grades ihrer kognitiven Behinderung im Prozess der Qualitätssicherung berücksichtigt oder schenkt man nur denjenigen Beachtung, die sich leichter Gehör verschaffen können? NutzerInnen und Nutzer einzubeziehen und ihre Sichtweisen zu kennen, ist für person-zentrierte Pflege ebenso wie für jede andere klienten-zentrierte Betreuungsaktivität von zentraler Bedeutung. Im Feld der Demenzpflege lässt sich dies mit Hilfe von Bewohnergruppen, Mitarbeitergruppen, Nutzerforen und anderen ad hoc Referenzgruppen bewerkstelligen. Wie werden diese organisiert? Wer ist für sie verantwortlich? Was geschieht mit den bei solchen Treffen geäußerten Ansichten und getroffenen Entscheidungen? Kommt ihnen im Entscheidungsprozess ein entscheidender Stellenwert zu oder werden sie lediglich als Zugabe betrachtet? **Überprüfungsmöglichkeiten:** ■ Interviews und standardisierte Befragungen von NutzerInnen der Einrichtung und von Pflegenden ■ Überprüfung von Qualitätsverfahren und -treffen ■ Ergebnisse von Qualitätserhebungen und -überprüfungen ■ Schulungsunterlagen ■ Analyse der vorhandenen Qualifikationen und Fertigkeiten ■ Praxisbeobachtung	Ausgezeichnet Gut Zufriedenstellend Entwicklungsbedarf vorhanden

Aufgaben	Leistungen auf der Ebene der Wertschätzung

Element I: Individualisierte Pflege. Menschen als Individuen behandeln

Anerkennen, dass jeder Mensch eine einzigartige Geschichte und Persönlichkeit, körperliche und geistige Gesundheit sowie soziale und ökonomische Ressourcen besitzt und dass diese sich auf die jeweilige Reaktion auf kognitive Behinderungen auswirken.

Indikator	Wie stehen wir da?
I 1: Pflegeplanung Identifizieren Sie Stärken und Verwundbarkeiten in einem breiten Spektrum von bei den auf Pflege angewiesenen Menschen vorhandenen Bedürfnissen? Existiert eine individualisierte Pflegeplanung, die ein breites Spektrum von Stärken und Bedürfnissen abdeckt? **Überdenkenswerte Punkte:** Ein auf das Individuum zugeschnittenes Assessment und eine entsprechend angepasste Analyse bilden die Grundlage für die Konzeption und Planung von Interventionen. Diese zielen zum einen auf eine Verbesserung des Wohlbefindens mit Hilfe einer der Person mit Demenz angemessenen Anpassung von Aktivitäten und Betätigungen; zum anderen dienen sie der Verringerung beunruhigter Stimmungslagen oder verstörten Verhaltens. Kenntnisse zur Lebensgeschichte, Persönlichkeit, Lebensstil, zum gesundheitlichen Zustand, kognitiven Unterstützungsbedürfnissen und Kapazitäten – all dies spielt für die Erstellung des optimalen Pflegeplans eine wichtige Rolle. Weitere beeinflussende Faktoren, die ebenfalls mit hoher Wahrscheinlichkeit berücksichtigt werden müssen, sind der jeweils vorliegende Grad der Abhängigkeit sowie das breite Spektrum sozio-ökonomischer, genderbezogener, ethnischer oder kultureller Unterschiede. **Überprüfungsmöglichkeiten:** ■ Interviews und standardisierte Befragungen mit Nutzerinnen und Nutzern der Einrichtung und mit Pflegenden ■ Praxisbeobachtung ■ Überprüfung von Assessment und Pflegeplan ■ Individuelle Pflegepfade (Care Pathways) für die pflegerische Begleitung sowie die Fallverfolgung	Ausgezeichnet Gut Zufriedenstellend Entwicklungsbedarf vorhanden

Indikator	Wie stehen wir da?
12: Regelmäßige Überprüfungen Findet eine regelmäßige Überprüfung der individuellen Pflegepläne statt? **Überdenkenswerte Punkte:** Die Bedürfnisse von Menschen mit Demenz verändern sich im Laufe der Zeit. Dies trifft zwar auf uns alle zu, doch wenn wir es mit einer fortschreitenden Verfassung wie Demenz zu tun haben, müssen wir davon ausgehen, dass Veränderungen auftreten. Das Tempo der Veränderung wird sich von Individuum zu Individuum unterscheiden. Bei manchen vollzieht sich der Wandel langsam und heimtückisch, so dass das vorhandene subtile Problem, das bei der betroffenen Person ein Gefühl des Versagens hervorrufen kann, sehr leicht zu übersehen ist. Deshalb ist es wichtig, dass ein störsicheres Verfahren implementiert ist, das gewährleistet, dass jeder einzelne Pflegeplan mindestens alle sechs Monate überprüft wird, damit sichergestellt ist, dass er den individuellen Bedürfnissen tatsächlich noch entspricht. Auf der anderen Seite wird es Menschen geben, bei denen sich Bedürfnisse sehr rasch ändern, was entweder mit ihrer speziellen Demenz oder aber mit einem unbeständigen gesundheitlichen Zustand zu tun hat. Aus diesem Grund sollten entsprechende Strukturen implementiert sein, die sicherstellen, dass Pflegepläne wo nötig sehr rasch überprüft werden können. Gute Beziehungen zu vor Ort vorhandenen Gesundheitsteams oder entsprechenden Spezialdiensten aufzubauen kann dabei helfen, den Erhalt von Gesundheit und Wohlbefinden auf dem bestmöglichen Niveau sicherzustellen. Solche Kooperationsbeziehungen können sehr nützlich sein, wenn Probleme wie beispielsweise eine signifikante Verschlechterung oder eine sich verschlimmernde Verwirrtheit oder Depression auftauchen. **Überprüfungsmöglichkeiten:** ■ Interviews und standardisierte Befragungen von Nutzerinnen und Nutzern der Einrichtung und von Pflegenden ■ Überprüfung von Assessment und Pflegeplan ■ Individuelle Routenplanung für die pflegerische Begleitung sowie Fallverfolgung	Ausgezeichnet Gut Zufriedenstellend Entwicklungsbedarf vorhanden

Indikator	Wie stehen wir da?
13: Persönlicher Besitz Stehen den Nutzerinnen und Nutzern der Einrichtung persönliche Kleidung und sonstige persönliche Gegenstände für den alltäglichen Gebrauch zur Verfügung? **Überdenkenswerte Punkte:** Mit fortschreitender Demenz werden Betroffene sich sehr viel wohler fühlen, wenn sie Kleidung tragen können, die ihnen vertraut erscheint und Gegenstände benutzen können, die sie gut kennen, anstatt mit Neuanschaffungen zurechtkommen zu müssen. Hierfür gibt es zweierlei Gründe. Erstens dienen vertraute Gegenstände als vertrauter Anhaltspunkt in einer Welt, die sich für Menschen mit Demenz zunehmend befremdlicher anfühlt. Als solcher verbinden sie die Gegenwart mit der Vergangenheit und das Unbekannte mit dem, was vertraut ist. Zweitens verlieren Menschen mit Demenz mit fortschreitender Krankheit oftmals die Fähigkeit, sich rasch mit der Nutzung neuer Gegenstände vertraut zu machen, während die entsprechenden erlernten Muster für alte Gegenstände fest verankert sind. Die meisten von uns teilen die Erfahrung, dass wir eine vertraute Lampe einschalten können, ohne bewusst darüber nachzudenken, wo genau sich der Einschaltknopf befindet. Wenn wir eine neue Lampe betätigen wollen, die wir nicht kennen, müssen wir innehalten und nachdenken. Im Falle einer Demenz lässt sich die letztgenannte Aktion zunehmend schwieriger bewältigen. Umgibt man die Person mit Demenz mit Gegenständen, die ihr vertraut sind, wird sie sich behaglicher, weniger beunruhigt fühlen. Wenn etwas Neues angeschafft werden muss, sollte man versuchen, dieselbe Ausführung oder das gleiche Modell zu finden oder Kleidung zu kaufen, die vom Material her stark an das geliebte alte Kleidungsstück erinnert oder diesem diesbezüglich gleich ist. **Überprüfungsmöglichkeiten:** ■ Interviews und standardisierte Befragungen von Nutzerinnen und Nutzern der Einrichtung und von Pflegenden ■ Praxisbeobachtung ■ Überprüfung von Assessment und Pflegeplan ■ Individuelle Pflegepfade für die pflegerische Begleitung sowie Fallverfolgung	Ausgezeichnet Gut Zufriedenstellend Entwicklungsbedarf vorhanden

Indikator	Wie stehen wir da?
I4: Individuelle Vorlieben Sind individuelle Vorlieben und Abneigungen, Präferenzen und alltägliche Gewohnheiten bei den unmittelbar Pflegenden bekannt und werden sie entsprechend berücksichtigt? **Überdenkenswerte Punkte:** Wenn vertraute Gegenstände in der Demenzpflege bedeutsam sind, dann gilt dies umso mehr für vertraute Gerichte, Getränke, für Musik und alltägliche Gewohnheiten. Mit alltäglichen Erfahrungen vertraut sein hilft dabei, Sicherheit, Vertrauen und Wohlbehagen zu schaffen. Mit zurückgehendem Angstgefühl sinkt auch die Wahrscheinlichkeit, dass die betroffene Person in dem Bemühen Vertrautes zu finden, versuchen wird, «nach Hause» zu gehen. In Bezug auf das Gefühl, kulturell isoliert zu sein, sind Menschen mit Demenz äußerst verwundbar. Wenn wir uns verwundbar fühlen, dann haben vertraute Ankerpunkte unserer kulturellen Identität, unserer Spiritualität oder Religion, uns vertraute Speisen und Getränke oder Musik, die wir gut kennen und mögen, sehr wahrscheinlich eine beruhigende Wirkung auf uns. Verwundbarkeit, Angstgefühle und Entfremdung dürften aller Wahrscheinlichkeit nach zunehmen, wenn diese Komponenten fehlen. Es wird mehr und mehr anerkannt, dass ein Anknüpfen an seit langem bestehende Gewohnheiten und Vorlieben ein wichtiger Schritt dabei sein kann, Menschen mit Demenz zu helfen, sich so behaglich wie möglich zu fühlen. Es gibt Fälle, in denen die Betroffenen selbst uns über solche Gewohnheiten und Vorlieben Auskunft geben können. Wo dies nicht möglich ist, können Informationen von Angehörigen und Freunden sehr nützlich sein. Wissen die unmittelbar pflegerisch Tätigen über Vorlieben in Bezug auf Speisen und Getränke Bescheid? Ist Wissen über Vorlieben bei der Kleidung, bei den Wasch- und Badegewohnheiten, in Bezug auf Arbeitsgewohnheiten, Hobbies, Musik, körperliche Betätigung und im Umgang mit Menschen vorhanden? **Überprüfungsmöglichkeiten:** ▪ Interviews und standardisierte Befragungen von Nutzerinnen und Nutzern der Einrichtung und von Pflegenden ▪ Praxisbeobachtung ▪ Überprüfung von Assessment und Pflegeplan ▪ Verfolgung der Pflegepfade und Fallverfolgung	Ausgezeichnet Gut Zufriedenstellend Entwicklungsbedarf vorhanden

Indikator	Wie stehen wir da?
I 5: Lebensgeschichte Kennen die Mitarbeiter die wichtigsten Begebenheiten in den Lebensgeschichten der Nutzer und die Schlüsselgeschichten zu wichtigen Ereignissen und guten Zeiten? Werden diese regelmäßig in der alltäglichen Arbeit genutzt? **Überdenkenswerte Punkte:** Mit fortschreitender Demenz wird es zunehmend schwieriger, die Geschichten des eigenen Lebens zu bewahren und anderen von jenen Schlüsselmomenten zu erzählen, die die eigene Identität geformt haben. Wenn man jemanden mit Demenz begleitet, besteht eine der Aufgaben darin, solche Schlüsselgeschichten in Erfahrung zu bringen und die Erzählung darüber für die Person bereit zu halten. Das Erzählen solcher Schlüsselgeschichten kann dazu genutzt werden, die Selbstachtung zu verbessern und angesichts zunehmender Verwirrtheit eine Identität zu bewahren. Wenn es für die Person zunehmend schwieriger wird, sich zu engagieren, werden Gegenstände, die positive Empfindungen auslösen, immer wichtiger. In der Vergangenheit liegende Erfahrungen von Verwundbarkeit und Trauma, insbesondere solche, die in der Kindheit und frühen Jugend liegen, können im Zuge einer dementiellen Erkrankung, die emotionale Anklänge an diese vergangenen Erfahrungen haben kann, eine Wiederbelebung erfahren. Wenn jemand beispielsweise die Erfahrung von sexuellem Missbrauch gemacht hat, dann kann für diese Person Unterstützung bei der Körperpflege äußerst traumatisch sein bzw. die in der Vergangenheit liegende traumatische Erfahrung neu beleben. Die zurückliegende Geschichte eines Menschen zu verstehen und dieses Wissen in der unmittelbaren pflegerischen Tätigkeit zu nutzen, ist für person-zentrierte Demenzpflege äußerst wichtig. Ob die Lebensgeschichten der Nutzerinnen und Nutzer in Ihrer Einrichtung für eine person-zentrierte Demenzpflege in angemessener Weise herangezogen und genutzt werden, lässt sich überprüfen, indem man sich das etablierte Vorgehen anschaut, um Schlüsselgeschichten im Leben der Nutzer oder Bewohner in Erfahrung zu bringen und prüft, wie diese kommuniziert werden. Um sagen zu können, ob diese Geschichten von den Mitarbeitern in Alltagssituationen tatsächlich herangezogen und eingesetzt werden, ist Praxisbeobachtung erforderlich. **Überprüfungsmöglichkeiten:** ■ Interviews und standardisierte Befragungen von Nutzerinnen und Nutzern der Einrichtung und von Pflegenden ■ Praxisbeobachtung ■ Überprüfung von Assessment und Pflegeplan ■ Individuelle Pflegepfade sowie Fallverfolgung	Ausgezeichnet Gut Zufriedenstellend Entwicklungsbedarf vorhanden

Aufgaben	Leistungen auf der Ebene der individualisierten Pflege und Betreuung

Element P: Persönliche Perspektive. Die Welt aus dem Blickwinkel der Person mit Demenz betrachten

Erkennen, dass die Erfahrung eines jeden Menschen ihre eigene psychische Gültigkeit hat; dass Menschen mit einer kognitiven Behinderung aus dieser Perspektive heraus handeln und dass Empathie mit dieser Perspektive ein eigenes therapeutisches Potential besitzt.

Indikator	Wie stehen wir da?
P 1: Kommunikation mit Nutzerinnen und Nutzern der Einrichtung Werden Nutzerinnen und Nutzer im Alltag nach ihren Präferenzen, ihrer Zustimmung und ihrer Meinung gefragt? **Überdenkenswerte Punkte:** Um die Ansicht einer Person kennenzulernen ist es wichtig, sie direkt danach zu fragen. Es überrascht jedoch, wie oft diese elementare Höflichkeit und soziale Interaktion überall dort, wo Dienste und Hilfsangebote für Menschen mit Demenz zur Verfügung gestellt werden, schicht unterbleibt. Obwohl es sein kann, dass solche Personen im Lauf der Zeit das Vermögen einbüßen, bei einer abstrakten Entscheidung eine Wahl zu treffen, die auf einer tatsächlich umfassenden Informiertheit beruht, können Menschen mit Demenz erwiesenermaßen verlässliche Entscheidungen in Bezug auf seit langem bestehenden persönlichen Präferenzen treffen. Selbst wenn das Vermögen, gesprochene Sprache zu verstehen, ernsthaft beeinträchtigt ist, wird die sprachliche Mitteilungen begleitende non-verbale Kommunikation doch von ihnen aufgenommen und vermittelt der Person mit Demenz die Botschaft, dass sie es Wert ist, sich um sie zu bemühen. Werden die Menschen in der alltäglichen Praxis gefragt, was sie essen oder trinken möchten? Fragt man sie, wo sie gerne sitzen möchten oder was sie brauchen, um sich behaglich zu fühlen? Wird der Versuch unternommen, solche Dinge mit der Person mit Demenz zu besprechen? Sind die unmittelbar pflegerisch tätigen Mitarbeiter generell gute Kommunikatoren? Erkennen sie der sensorischen Behinderung geschuldete Kommunikationsbarrieren und verfügen sie über Strategien, diese zu überwinden? Wenn Entscheidungen getroffen werden müssen, die für die betroffene Person mit Demenz zu komplex ist, als dass sie eine informierte Entscheidung treffen könnte, sprechen die Mitarbeiter dann mit Menschen, die die Person gut kennen (wie etwa Familienangehörige), die Einsichten in vormalige Präferenzen bieten können? Wird versucht, eine solche Einsicht durch Beobachtungen der Person in unterschiedlichen Situationen zu untermauern, um eine bestmögliche Einschätzung des Wunsches der Person abzugeben oder zu bestätigen? **Überprüfungsmöglichkeiten:** ▪ Überprüfung des Assessments und Pflegeplans. Geht aus all den Papieren über die Nutzerin oder den Nutzer deren Standpunkt und Sichtweise hervor? ▪ Direkte Praxisbeobachtung: so dürften beispielsweise bei einer DCM Evaluation in einer Umgebung, wo großer Wert auf den Punkt Kommunikation gelegt wird, personale Verstärker wie Verhandeln, Kollaboration, Ermöglichen und Respekt häufig vorkommen. Darüber hinaus dürfte in einer solchen Umgebung das generelle Niveau an Engagement, insbesondere an Engagement mit Mitarbeitern, relativ hoch sein.	Ausgezeichnet Gut Zufriedenstellend Entwicklungsbedarf vorhanden

Indikator	Wie stehen wir da?
P 2: Empathie und vertretbares Risiko Stellen die Mitarbeiter in der täglichen Arbeit die Fähigkeit unter Beweis, sich in die Lage derjenigen zu versetzen, die sie betreuen? Überdenken Sie anstehende Entscheidungen aus deren Warte? **Überdenkenswerte Punkte:** Es wird immer Gelegenheiten geben, bei denen ein Mensch mit Demenz nicht voll und ganz an einer Entscheidung beteiligt sein und die eigene Sichtweise einbringen kann. Aus diesem Grund ist es wichtig, dass die Mitarbeiter in der Lage sind, Dinge aus der Warte der Person mit Demenz zu durchdenken. Dies kann dort ganz besonders wichtig sein, wo es um Aspekte der Risikoabschätzung geht. Im Hinblick auf das Thema Vorsichtsmaßnahmen besteht oftmals ein derartiger Druck, dass man sehr leicht auf Irrwege geraten kann. Ganz besonders gilt dies für Situationen, die potentiell ein gewisses Risikomoment enthalten. Menschen mit Demenz stellen in unserer Gesellschaft eine verwundbare Gruppe dar und es ist absolut richtig, dass diejenigen, die für ihre Betreuung verantwortlich sind, um ihre Sicherheit bemüht sind. Andererseits besteht jedoch die Gefahr, Menschen mit Demenz durch Sicherheitsvorkehrungen derart einzuschränken, dass ihnen jegliche Lebensqualität verloren geht. Es gibt verborgene Gefahren und Risiken für das emotionale Wohlbefinden in Form von Langeweile, Hilflosigkeit, Depression und Selbstaufgabe. Oft ist es Sache der verantwortlichen Betreuungsperson oder eines Pflegexperten, zugunsten des emotionalen Wohlbefindens die Funktion eines Fürsprechers *(advocacy)* für die Person mit Demenz zu übernehmen. Sind die hierfür erforderlichen Fertigkeiten und das entsprechende Wissen vorhanden? Können die Mitarbeiter eine fundierte Aussage darüber treffen, ob es einer von ihnen betreuten Person zu einem bestimmten Zeitpunkt relativ gut oder relativ schlecht geht? Sind sie in der Lage, verbale und non-verbale Zeichen zutreffend zu identifizieren, zu beschreiben und auf sie zu reagieren? Wird dies als Teil eines risikobezogenen Entscheidungsprozesses auch tatsächlich getan? **Überprüfungsmöglichkeiten:** ■ Überprüfung der Dokumentation von Risiko-Assessments und Pflegeplänen – es ist nützlich zu sehen, ob Entscheidungen ausschließlich mit Blick auf den Faktor Sicherheit getroffen werden oder man versucht, verschiedene Optionen aus der Sicht der betroffenen Person und ihres emotionalen Wohlbefindens durchzuspielen. ■ Praxisbeobachtung: Die Anwesenheit personaler Aufwerter wie entspanntes Tempo, Validation und Erleichterung bei gleichzeitig niedrigen Werten in Bezug auf Zurückgezogenheit und Stress zeigen an, dass die geleistete Pflege- und Betreuungsarbeit von Empathie geprägt ist.	Ausgezeichnet Gut Zufriedenstellend Entwicklungsbedarf vorhanden

Indikator	Wie stehen wir da?
P3: Physische Umgebung Wird die physische Umgebung – z.B. in Bezug auf Lärm, Temperatur etc. – im Alltag so beeinflusst, dass Menschen mit einer Demenz sich wohl fühlen können? **Überdenkenswerte Punkte:** In Bezug auf die Kontrolle der physischen Umgebung sind Menschen mit Demenz häufig weitestgehend auf andere angewiesen. Es mag durchaus sein, dass bei Konzeption und Bau einer Einrichtung viel Sorgfalt auf die physische Bauweise verwandt wurde – vielleicht hat man sogar einen Preis für gute Architektur gewonnen! Wenn jedoch die Mikro-Umgebung nicht tagtäglich so beeinflusst wird, dass Menschen mit Demenz sich in ihr wohl fühlen, dann sind derartige Anstrengungen wertlos. Es ist wichtig, dass die Mitarbeiter im Alltag ihre empathischen Fähigkeiten benutzen, um die Annehmlichkeitsbedürfnisse von Menschen mit Demenz aktiv wahrzunehmen. Letztere können den sie Betreuenden oftmals nicht direkt mitteilen, dass ihnen etwas Unbehagen bereitet und sie können oftmals selbst keine Lösung dafür finden, wie sich dieses Unbehagen beseitigen ließe. **Überprüfungsmöglichkeiten:** ▪ Direkte Beobachtung in den Pflegesettings ▪ Überprüfung der physischen Umgebung ▪ Interviews mit Nutzerinnen und Nutzern der Einrichtung und mit Besuchern	Ausgezeichnet Gut Zufriedenstellend Entwicklungsbedarf vorhanden

Indikator	Wie stehen wir da?
P 4: Physische Gesundheit Wird den körperlichen Gesundheitsbedürfnissen von Menschen mit Demenz einschließlich dem Schmerzassessment sowie Seh- und Hörproblemen genügend Aufmerksamkeit geschenkt? **Überdenkenswerte Punkte:** Da Menschen mit Demenz oftmals Anzeichen von Schmerz oder einer sensorischen Einbuße nicht beschreiben können, müssen die Mitarbeiter solchen Anzeichen gegenüber sensibel sein und deren eventuelles Auftreten aktiv überwachen. Menschen mit Demenz sind prädestiniert für körperliche Gesundheitsprobleme, die über lange Zeit unentdeckt bleiben können, wenn diejenigen um sie herum nicht wachsam und offen dafür sind, den Ursachen einer plötzlichen Zunahme von Irritation nachzugehen. In der Demenzpflege sollte ein solches plötzliches Auftreten erhöhter Irritation zunächst einmal grundsätzlich auf die Möglichkeit überprüft werden, dass hier ein körperliches Gesundheitsproblem zur generellen Verwirrtheit der Person beitragen könnte. Körperliche Fitness und Annehmlichkeitsbedürfnisse müssen ernst genommen werden. Ein schlechter Gesundheitszustand intensiviert die von der Demenz verursachten Beeinträchtigungen in einem hohen Maße. Schmerzen bleiben bei Menschen mit Demenz oftmals unentdeckt und die Art und Weise, wie das Unwohlsein der betroffenen Person sich äußerlich bemerkbar macht, kann fälschlicherweise als eine Erscheinungsform herausfordernden Verhaltens interpretiert werden. Da Menschen mit Demenz Probleme damit haben können, sich an bereits zuvor aufgetretene Schmerzen zu erinnern oder nicht die Worte finden, um ihre Symptome zu beschreiben, ist es an den Pflegenden, in dieser Hinsicht pro-aktiv zu handeln. Oftmals sind nicht beachtete altersbedingte sensorische Beeinträchtigungen – beispielsweise in Form einer unpassenden Brillenstärke oder einer nicht funktionierenden Hörhilfe – die Ursache für auftretende Kommunikationsprobleme. Wenn jemand eine schlechte visuelle Wahrnehmung hat und aufgrund einer vorhandenen Demenz an Aphasie leidet, wird dies nur noch schlimmer, wenn die betreffende Person nicht so gut wie möglich durch sensorische Hilfen oder Prothesen unterstützt wird. Hier kann nun wieder der Fall eintreten, dass die Betroffenen aufgrund ihrer dementiellen Veränderung nicht äußern können, dass sie die Brille verlegt haben oder das Hörgerät nicht mehr funktioniert. Hier müssen die entsprechenden Fachleute und die Pflegemitarbeiter für sie wachsam sein. **Überprüfungsmöglichkeiten:** ■ Analyse der Krankenhauseinweisungen ■ Überprüfung der Pflegeplanung mit besonderer Berücksichtigung des Schmerzmanagements ■ Überprüfung von Brillen, Hörhilfen, Zahnprothesen u.a.	Ausgezeichnet Gut Zufriedenstellend Entwicklungsbedarf vorhanden

Indikator	Wie stehen wir da?
P 5: Herausforderndes Verhalten als Kommunikation	
Wird herausforderndes Verhalten analysiert, um seinen möglichen Ursachen auf die Spur zu kommen?	
Überdenkenswerte Punkte: Wird in der Einrichtung versucht, erhöhten Distress, Aggression, unangemessenes sexuelles Verhalten, gedrückte Stimmung, Zurückgezogenheit und Selbstverletzung mit Hilfe des bio-psychosozialen Modells der Demenz zu verstehen? Wird dies berücksichtigt und werden Pflegepläne entsprechend angepasst? Eine person-zentrierte Reaktion auf herausforderndes Verhalten wäre die, ein solches Verhalten als Aufforderung an das Pflegeteam zu betrachten, seinen Ursachen auf die Spur zu kommen und der betroffenen Person zu helfen, sich wohl zu fühlen. Indem man die Warte der Nutzerinnen und Nutzer der Einrichtung einnimmt und dies als Teil einer detaillierten Analyse nutzt, kann ein Plan erarbeitet werden, der Personsein unterstützt. Die Ursachen für herausforderndes Verhalten lassen sich in der Regel verstehen, wenn man das Angereicherte Modell der Demenz heranzieht. Gibt es da etwas im Zusammenhang mit der kognitiven Behinderung der Person, das darauf hindeutet, dass die Person bestimmte Situationen fehlinterpretiert oder von ihrer Situation überfordert wird? Gibt es etwas in ihrer Vergangenheit, das vielleicht durch die gegenwärtige Situation neu belebt wird und Distress verursacht? Besteht möglicherweise ein Missverhältnis zwischen den Vorlieben und Bedürfnissen einer Person und dem, was die derzeitige Umgebung ihr bietet? Gibt es vielleicht eine unbehandelte körperliche Beschwerde, die eine Zunahme an Verwirrtheit oder Schmerz verursacht? Deckt das Maß an getätigter sozialer Betreuung die mit ihrem Personsein verbundenen Bedürfnisse? **Überprüfungsmöglichkeiten:** ■ Fallverfolgung und Verfolgung des individuellen Pflegepfades der Person mit Demenz, deren Verhalten die Einrichtung herausfordert ■ Überprüfung des Pflegeplans ■ Anweisung für Analyse und Überprüfung ■ Interviews mit Nutzern, Familienangehörigen und Besuchern	Ausgezeichnet Gut Zufriedenstellend Entwicklungsbedarf vorhanden

Indikator	Wie stehen wir da?
P 6: Advocacy (die Rolle eines Fürsprechers erfüllen) Wie werden die Rechte des Individuums in Situationen geschützt, wo die Handlungen eines dementiell veränderten Individuums mit der Sicherheit und dem Wohlergehen anderer in Konflikt geraten? **Überdenkenswerte Punkte:** Die schwierigsten Situationen in Settings der Langzeitpflege tauchen dann auf, wenn die Rechte eines Individuums mit der Sicherheit und dem Wohlbefinden anderer in Konflikt geraten. Ein Beispiel dafür kann sich in einer Wohnanlage ergeben, wo ein desorientierter Bewohner ständig an den Türen der Nachbarn klopft. Ein anderer Fall könnte in einem Altenheim vorkommen, wo bei einem Bewohner eine sexuelle Enthemmung auftritt und dieser nun gegenüber anderen unerwünschte sexuelle Annäherungsversuche unternimmt. Als erste spontane Reaktion auf eine solche Situation kommt der Wunsch auf, dass die Person, die die Schwierigkeiten verursacht, in eine andere Einrichtung gebracht wird. Das mit einer solchen Reaktionsweise verbundene Problem besteht darin, dass sich die Situation des Individuums, das ein solches Verhalten entwickelt hat, dadurch noch mehr verschlimmern könnte und man die Schwierigkeiten einfach auf andere abschiebt. In manchen Fällen kann es jedoch tatsächlich so sein, dass die betreffende Person anderswo besser aufgehoben ist, weil dort die Pflegemitarbeiter besser ausgebildet sind und der Personalschlüssel ein besserer ist. Für Situationen wie die geschilderte gibt es keine Patentlösungen. Sie kommen jedoch so häufig vor, dass man in einer Einrichtung ein Vorgehen festlegen sollte, das im gegebenen Fall als Handlungsrahmen dienen kann. Wenn ein Konflikt auftritt, wird dies in aller Regel eine Fallkonferenz oder eine Fallrevision nach sich ziehen. In einem solchen Fall sollte jemand die Funktion eines Fürsprechers für die Person mit Demenz einnehmen, wenn diese ihre Seite nicht selbst vertreten kann. In manchen Situationen kann ein Sozialarbeiter oder eine Gemeindeschwester diesen Part übernehmen. In anderen Fällen kann die Einrichtung einen auf diese Aufgabe spezialisierten professionellen Dienstleister *(advocacy service)* hinzuziehen. **Überprüfungsmöglichkeiten:** ■ Fallverfolgung und Überprüfung des individuellen Pflegepfades der Person, deren Verhalten die Einrichtung herausfordert ■ Überprüfung des Pflegeplans ■ Interviews mit Nutzern, Familienangehörigen und Besuchern	Ausgezeichnet Gut Zufriedenstellend Entwicklungsbedarf vorhanden

Aufgaben	Leistungen aus der Service-Nutzerperspektive

Element S: Soziale Umgebung

Erkennen, dass alles menschliche Leben in Beziehungen gründet und dass Menschen mit kognitiven Behinderungen eine angereicherte soziale Umgebung benötigen, die ihre kognitiven Beeinträchtigungen auffängt und Möglichkeiten für persönliches Wachstum fördert.

Im Alltag bezieht sich dies auf Wissen, Können und Qualifikationen der Mitarbeiter, deren unmittelbarer Aufgabenbereich die Pflege und Betreuung von Menschen mit kognitiven Behinderungen ist.

Indikator	Wie stehen wir da?
S 1: Inklusion Unterstützen die Mitarbeiter Menschen mit Demenz dabei, in Unterhaltungen einbezogen zu werden und mit anderen in Beziehung zu treten? Oder kommuniziert man über die hinweg? **Überdenkenswerte Punkte:** Eine der am häufigsten beobachteten personalen Detraktionen im DCM ist die des Ignorierens. Eine hierfür ganz typische Situation ist die zweier Mitarbeiter im Gespräch, möglicherweise über die Pflege und Betreuung der Person, die zwischen ihnen sitzt oder liegt, ohne dass irgendeine Anstrengung gemacht wird, diese in das Gespräch einzubeziehen. Wenn man sich nicht darum bemüht, dies zu verhindern, dann behandeln Mitarbeiter Menschen mit Demenz auf einer fundamentalen Ebene der MSP so, als seien sie einfach nicht vorhanden. In manchen Pflege- und Betreuungseinrichtigen werden Menschen mit Demenz wie ein Teil des Mobiliars behandelt – man saugt um sie herum, bringt sie in Ordnung und putzt sie heraus, aber man spricht nicht mit ihnen. Um sicherzustellen, dass den Bedürfnissen von Menschen mit Demenz nach Bindung und Einbezogensein nachgekommen wird, müssen die Mitarbeiter oftmals eine sehr aktive Rolle spielen, damit die ihnen anvertrauten Menschen sich ermutigt fühlen, sich am sozialen Geflecht Netzwerk des Lebens zu beteiligen. Im Alltag kann dies sich darin äußern, dass sie jemandem dabei helfen, sich dorthin zu begeben, wo sie andere sehen können und im Zentrum des Geschehens sind. Oder es kann sich darin äußern, dass die Mitarbeiter die Schlüsselgeschichten ihres Lebens kennen und darauf achten, dass diese in Gesprächen benutzt werden. **Überprüfungsmöglichkeiten:** ▪ Praxisbeobachtung: eine Einrichtung, die in diesem Punkt gut abschneidet, zeichnet sich durch niedrige Werte bei folgenden personalen Detraktionen aus – Stigmatisieren, Vorenthalten, Etikettieren, zur Machtlosigkeit verurteilen, Zwang, Unterbrechen, zum Objekt machen und Ignorieren. Wenn die alltägliche Pflege und Betreuung das Moment der Inklusion beinhaltet, dann dürfte dies sich in Belegen für Bestätigen, Echtheit, Validation, Inklusion (Einbeziehen), Zugehörigkeit empfinden und Freude erleben zeigen. Das allgemeine emotionale Wohlbefinden und Engagement dürfte in Umgebungen, in denen die Menschen sich zugehörig anstatt ausgegrenzt fühlen, besser sein. ▪ Interviews mit Mitarbeitern, Nutzerinnen und Nutzern der Einrichtung sowie pflegenden Angehörigen.	Ausgezeichnet Gut Zufriedenstellend Entwicklungsbedarf vorhanden

Indikator	Wie stehen wir da?
S 2: Respekt, Achtung	
Werden alle Nutzerinnen und Nutzer der Einrichtung mit Respekt behandelt? Ist feststellbar, dass niemand durch Zurechtweisungen oder Etikettierungen herabgewürdigt wird?	
Überdenkenswerte Punkte: Jemandem höflich und mit Respekt zu begegnen beinhaltet die machtvolle Botschaft, dass wir die betreffende Person als geschätztes Mitglied der Gesellschaft betrachten und ihr Wertschätzung entgegenbringen. Wir zeugen ihr Anerkennung, denken an sie und freuen uns an ihren Fähigkeiten und Leistungen. Wo es keine Kultur des Respekts für Menschen mit Demenz gibt, besteht die Tendenz, dass die von Pflegenden infantilisiert, herablassend behandelt, ausgeschimpft oder wie ungezogene Kinder zurechtgewiesen werden. In einem Klima fehlenden Respekts wird man ihre Schwächen etikettieren und sie womöglich sogar auf ein solches Etikett reduzieren, indem man sie mit dem Etikett benennt – beispielsweise indem man jemanden als den «Schreier» oder den «Schmierfink» bezeichnet. Wenn Menschen sich respektiert fühlen, dann werden sie viel eher gegenüber sich selbst und anderen Achtung zeigen.	Ausgezeichnet Gut Zufriedenstellend Entwicklungsbedarf vorhanden
Überprüfungsmöglichkeiten: ■ Praxisbeobachtung: eine Kultur des Respekts lässt sich beispielsweise am Vorhandensein von Zeichen und Gesten der Achtung, der Akzeptanz und des Feierns der Person mit Demenz festmachen. Wo ein hohes Aufkommen von Infantilisieren, Etikettieren und Herabwürdigen festgestellt wird, kann von einer respektvollen Umgebung nicht die Rede sein. In einer respektvollen und akzeptierenden Pflege- und Betreuungsumgebung ist eine deutlich höhere Verbreitung eines generellen Wohlbefindens zu erwarten als in einer Umgebung, in der Menschen herabgewürdigt werden oder sich inkompetent fühlen. ■ Interviews mit MitarbeiterInnen ■ Interviews mit Nutzerinnen und Nutzern und pflegenden Angehörigen	

Indikator	Wie stehen wir da?
S 3: Emotionale Wärme Zeichnet sich die Einrichtung durch ein Klima der emotionalen Wärme und der Akzeptanz ihrer Nutzerinnen und Nutzer aus? Sehen die Menschen dort so aus, als ob sie sich wohl und geborgen fühlen oder machen sie einen vernachlässigten Eindruck? **Überdenkenswerte Punkte:** Wärme und eine bedingungslose positive Zugewandtheit ist das Herzstück einer positiven Sozialpsychologie, die Menschen hilft, sich behaglich, mit Vertrauen erfüllt und beruhigt zu fühlen. Wo Menschen sich von denjenigen um sie herum nicht willkommen und erwünscht fühlen, schrumpft das Personsein. Zeichnet sich eine Einrichtung dadurch aus, dass Menschen mit einem Lächeln, echter Anteilnahme und mit Hilfsbereitschaft begegnet wird? Zeigen die Mitarbeiter Mitgefühl, Sorge und Anteilnahme für die Nutzerinnen und Nutzer? Schaffen sie eine entspannte Atmosphäre, indem sie in ihrer Kommunikation mit den Nutzerinnen und Nutzern auf ein angemessenes Tempo achten? Umgekehrt betrachtet: Gibt es Anzeichen dafür, dass Mitarbeiter den Nutzerinnen und Nutzern keine Aufmerksamkeit schenken, wenn sie darum gebeten werden? Werden Informationen und Wahlmöglichkeiten in einem Tempo präsentiert, das es den Nutzerinnen und Nutzern erlaubt, dem Mitgeteilten tatsächlich zu folgen? Konfrontation ist eine andere weit verbreitete Reaktion in Mitarbeiterteams, die das Wesen der Demenz nicht verstehen oder die eine Kultur des Schuldzuweisens pflegen. Wenn Menschen sich in einem Pflegesetting sicher fühlen, wird sich dies an einer entspannten Körperhaltung und an ihrem Zutrauen, mit anderen zu kommunizieren niederschlagen. **Überprüfungsmöglichkeiten:** ■ Praxisbeobachtung: ein hohes Vorkommen personaler Aufwerter wie emotionale Wärme, Halten, entspanntes Tempo weist darauf hin, dass eine positiv akzeptierende Umgebung vorhanden ist. Hohe Grade von Einschüchtern, Vorenthalten und Überholen signalisieren das Gegenteil. In einer Pflege- und Betreuungsumgebung, die sich durch emotionale Wärme und Akzeptanz auszeichnet, ist ein höheres Auftreten von allgemeinem Wohlbefinden zu erwarten als in einer Umgebung, in der die Menschen sich angespannt und eingeschüchtert fühlen. ■ Interviews mit MitarbeiterInnen ■ Interviews mit Nutzerinnen und Nutzern und pflegenden Angehörigen	Ausgezeichnet Gut Zufriedenstellend Entwicklungsbedarf vorhanden

Indikator	Wie stehen wir da?
S 4: Validation Werden die Ängste der Menschen ernst genommen? Lässt man Menschen in Situationen, in denen sie negativen Stress (distress) erleben, über lange Zeit allein? **Überdenkenswerte Punkte:** Validation ist die Anerkennung und Unterstützung der Wirklichkeit einer anderen Person und eine besondere Sensitivität gegenüber dem Fühlen und der emotionalen Befindlichkeit dieser Person. Man ist wirklich darum bemüht, die Gefühle der Nutzerinnen und Nutzer der Einrichtung zu verstehen und anzuerkennen. Ihr emotionaler Zustand wird akzeptiert und die Menschen werden für ihre Gefühle weder getadelt noch gibt man ihnen das Gefühl, dumm zu sein. Wenn Menschen spüren, dass ihre emotionalen Bedürfnisse respektiert und verstanden werden, dann wird es ihnen wahrscheinlich im Lauf der Zeit auch in emotionaler Hinsicht besser gehen. Wenn auf negativen Stress prompt und mit Nachdruck reagiert wird, dann wird dieser wahrscheinlich auch schneller verschwinden als wenn man Menschen über lange Zeit in ihrer emotionalen Not alleine lässt. **Überprüfungsmöglichkeiten:** ■ Praxisbeobachtungen: ein hohes Vorkommen von Anzeichen für Validation, Echtheit und Anerkennung. Ein hohes Vorkommen von Entwerten, Betrug und Anklagen dürfte darauf hinweisen, dass hier eine nicht-validierende Umgebung vorhanden ist. In einer Pflege- und Betreuungsumgebung, die die Gefühle der Menschen validiert, ist eine insgesamt höhere Verbreitung von Wohlbefinden und weniger herausforderndes Verhalten zu erwarten als in einer Umgebung, in der die Menschen sich ihrer emotionalen Not überlassen fühlen. ■ Interviews mit MitarbeiterInnen ■ Interviews mit Nutzerinnen und Nutzern und pflegenden Angehörigen	Ausgezeichnet Gut Zufriedenstellend Entwicklungsbedarf vorhanden

Indikator	Wie stehen wir da?
S 5: Ermöglichen Unterstützen die Mitarbeiter Menschen mit kognitiven Behinderungen, damit diese selbst Sorge für sich übernehmen und aktiv sein können? Fehlen Vorkommnisse, in denen Menschen wie unbelebte Gegenstände ohne jegliches Gefühl behandelt werden? **Überdenkenswerte Punkte:** Ermöglichen bedeutet, in einem bestimmten Bezugsrahmen den Grad des Engagements einer Person zu identifizieren und dieses zu ermutigen. In Umgebungen, wo viel los ist, kann es leicht geschehen, dass man einer Person mit Demenz alles abnimmt: man verabreicht ihr das Essen, wäscht sie, kleidet sie an ohne ihr die Chance zu geben, das, was sie noch selbst beitragen kann, auch tatsächlich zu tun. Doch wenn man Menschen die Möglichkeit vorenthält, die Fähigkeiten zu nutzen, die sie besitzen, dann verurteilt man sie in extremer Weise zur Machtlosigkeit. Der Grad an Unterstützung, den ein Mensch in Bezug auf die Sorge für sich selbst benötigt, ändert sich im Lauf der Zeit. Das richtige Maß an Unterstützung wird Menschen ein Gefühl von Empowerment geben. Zu wenig Unterstützung führt dazu, dass die Betroffenen sich ängstlich und überfordert fühlen. Zu wenig Unterstützung kann dazu führen, dass Menschen wütend werden oder das Gefühl haben, für dumm oder unfähig gehalten zu werden. Die Fähigkeit des Erleichterns – den erforderlichen Grad an Unterstützung abschätzen und im richtigen Maß bereitstellen zu können – und die Fähigkeit der Kollaboration – den anderen als vollen und gleichberechtigten Partner bei einem Geschehen zu behandeln, sich mit ihm/ihr beraten und mit ihm/ihr zusammen arbeiten – sind von entscheidender Bedeutung, wenn Ermöglichen gelingen soll. **Überprüfungsmöglichkeiten:** ■ Praxisbeobachtungen: ein hoher Grad an positiver Stimmung/niedrige Grade von nicht beachtetem negativem Stress sowie ein hoher Grad an generellem Engagement mit Hinweisen auf Empowerment deuten auf eine ermöglichende Umgebung hin. Ein niedriger Grad an positivem Engagement und ein hohes Vorkommen von negativem Stress und Zurückgezogensein, ein geringer Grad an Engagement und Hinweise darauf, dass Menschen zur Ohnmacht verurteilt werden, Zwang, Unterbrechen und zum Objekt machen deuten darauf hin, dass man es mit einer nicht-ermöglichenden Umgebung zu tun hat. ■ Interviews mit MitarbeiterInnen ■ Interviews mit Nutzerinnen und Nutzern und pflegenden Angehörigen ■ Überprüfung der Pflegepläne unter besonderer Berücksichtigung des Einsatzes von Medikamenten und einschränkenden Maßnahmen	Ausgezeichnet Gut Zufriedenstellend Entwicklungsbedarf vorhanden

Indikator	Wie stehen wir da?
S 6: Teil des Gemeinwesens sein Gibt es Anzeichen dafür, dass die Nutzerinnen und Nutzer andere im Gemeinwesen zur Verfügung stehende Einrichtungen nutzen und dass sie von anderen Menschen aus der Kommune besucht werden? **Überdenkenswerte Punkte:** Obwohl die heutigen Pflegeheime oder Wohnanlagen in der Regel kleiner sind als die ehemaligen Viktorianischen Anstalten, so lebt doch die Vorstellung von der totalen Institution weiter, in der niemand jemals das Gebäude oder Gelände verlässt. Viele Menschen erhalten nie die Gelegenheit, sich Mantel und Straßenschuhe anzuziehen und einen Hut aufzusetzen, um mit dem Bus irgendwohin zu fahren oder in einen Laden, eine gemütliche Kneipe oder an irgendeinen anderen Ort zu gehen, an dem sie gerne Zeit verbringen. Dies sind die Betätigungen, die für Menschen einen Teil des normalen Lebens ausmachen. Sie helfen uns dabei, unsere Identität und unsere Interesse am Leben in seiner ganzen Vielfalt aufrecht zu erhalten. Menschen mit Demenz brauchen diese Vielfalt ebenso wie alle anderen. Ähnlich verhält es sich mit Pflegediensten, die Menschen in ihren eigenen vier Wänden betreuen. Oftmals werden sie als eine Art «Altensitter-Dienst» aufgefasst und nicht als ein Betreuungsangebot, das es Menschen ermöglicht, ihr Leben weiterhin in der Kommune und als ein Teil von ihr zu führen. Hinzu kommt, dass es viele Pflegeheime und betreute Seniorenwohnanlagen gibt, wo noch nie jemand aus der örtlichen Kommune den Fuß über die Schwelle gesetzt hat. Manche dieser Örtlichkeiten existieren in den Köpfen nach wie vor so, als seien sie von jenen hohen Ziegelmauern umgeben, von denen die einstigen Anstalten umschlossen waren. Orte, die für Besucher einladend sind, laden auch zum Leben ein. Es gibt zahlreiche neuartige Ansätze, wo Therapeuten, Künstler oder Menschen mit einem besonderen Hobby in die Pflegeeinrichtungen gehen. Und es gibt noch sehr viel mehr, was von Freunden vor Ort und von Freiwilligen getan werden kann. Wenn eine Einrichtung beispielsweise ein auch für externe Besucher offenes Nachtcafé oder eine Kindertagesstätte einrichtet oder zusammen mit anderen kommunalen Einrichtungen ein Programm mit Aufführungen anbietet, dann trägt dies dazu bei, den Menschen in der Einrichtung ein Gefühl des Einbezogenseins in das normale Leben zu vermitteln und einen Teil des Stigmas außer Kraft zu setzen, von dem Demenz umgeben ist. **Überprüfungsmöglichkeiten:** ■ Analyse des Angebots an Aktivitäten ■ Interviews mit Mitarbeitern in Bezug auf den Zugang zu kommunalen Einrichtungen außerhalb des Heims oder der Betreuungseinrichtung ■ Interviews mit Nutzerinnen und Nutzern und Angehörigen	Ausgezeichnet Gut Zufriedenstellend Entwicklungsbedarf vorhanden

Aufgaben	Leistungen auf der Ebene der sozialen Umgebung

Anhang

Literaturverzeichnis

Englischsprachiges Literaturverzeichnis

Aldridge, D. (2000): *Music Therapy in Dementia Care.* London: Jessica Kingsley Publishers.

Allan, K. und Killick, J. (2000): Undiminished possibility: the arts in dementia care. *Journal of Dementia Care 8*, 3, 16–17.

Alzheimer's Society (2001): *Quality Dementia Care in Care Homes: Person-centred Standards.* London: Alzheimer's Society.

Baker, C. J. und Edwards, P. A. (2002). The missing link: benchmarking person-centred care. *Journal of Dementia Care 10*, 6, 22–23.

Ballard, C. G., O'Brian, J., James, J., Swann, A. (2001): Dementia: Management of behavioural and psychological symptons. Oxford University Press.

Barker, R., Holloway, J., Holtkamp, C. C. M., Larsson, A., Hartman, L. C., Pearce, R., Scherman, B., Johansson, S., Thomas, P. W., Wareing, L. A. und Owens, M. (2003): Effects of multi-sensory stimulation for people with dementia. *Journal of Advanced Nursing 43*, 5, 465–477.

Batson, P. (1998): Drama as therapy: bringing memories to life. *Journal of Dementia Care 6*, 4, 19–21.

Bell, V., Troxell, D. (1997): *The Best Friends Approach to Alzheimer's Care.* London: Health Professions Press.
[Dt. Ausgabe]: Bell, V., Troxel D. (2004): Personzentrierte Pflege bei Demenz. Das Best-Friends-Modell für Aus- und Weiterbildung. München: Reinhardt Verlag.

Bender, M. P. und Cheston, R. (1997): Inhabitants of a lost kingdom: a model for the subjective experiences of dementia. *Ageing and Society 17*, 513–532.

Bond, J. (2001): Sociological perspectives. In C. Cantley (ed.): *Handbook of Dementia Care.* Buckingham: Open University Press.

Bradford Dementia Group (1997): *Evaluating Dementia Care: The DCM Method*, 7th edition. Bradford: University of Bradford.
[Dt. Ausgabe]: Bradford Dementia Group (1997): Pflege von Menschen mit Demenz evaluieren. Die DCM-Methode, 7. Aufl. Witten: Priv. Universität Witten/Herdecke.

Bradford Dementia Group (2005): *DCM 8 User's Manual: The DCM Method*, 8th edition. Bradford: University of Bradford.
[Dt. Ausgabe]: Bradford Dementia Group (1997): Pflege von Menschen mit Demenz evaluieren. Die DCM-Methode, 8. Aufl. Witten: Priv. Universität Witten/Herdecke (im Druck).

Brenner, T. und Brenner, K. (2004): Embracing Montessori methods in dementia care. *Journal of Dementia Care 12*, 3, 24–26.

Brod, M., Stewart, A. L., Sands, L. und Walton, P. (1999): Conceptualization and measurement of quality of life in dementia. *The Gerontologist 38*, 25–35.

Brooker, D. (2004): What is person-centred care for people with dementia? *Reviews in Clinical Gerontology 13*, 3, 215–222.

Brooker, D. (2005): Dementia Care Mapping (DCM): a review of the research literature. *The Gerontologist 45*, 1, 11–18.

Brooker, D. und Surr, C. A. (2005). *Dementia Care Mapping: Principles and Practice.* Bradford: University of Bradford.
[Dt. Ausgabe]: Brooker, D., Surr, C. (2008): Dementia Care Mapping. Grundlagen und Praxis. Witten: Priv. Universität Witten/Herdecke (im Druck).

Brooker, D. und Surr, C. (2006): Dementia Care Mapping (DCM): initial validation of DCM 8 in UK field trials. *International Journal of Geriatric Psychiatry 21*, 1–8.

Brooker, D., Edwards, P., Benson, S. (eds.) (2004): *DCM Experience and Insights into Practice*. London: Hawker Publications.

Brooker, D., Woolley, R. und Lee, D. (in press, due 2007): Enriching opportunities for people living with dementia in nursing homes: an evaluation of a multi-level activity-based model of care. *Ageing and Mental Health*.

Bundesministerium für Gesundheit (Hrsg.) (2007): Rahmenempfehlungen zum Umgang mit herausforderndem Verhalten bei Menschen mit Demenz in der stationären Altenhilfe. Berlin: Bundesministerium für Gesundheit.

Bryden, C. (2005): *Dancing with Dementia: My Story of Living Positively with Dementia*. London: Jessica Kingsley Publishers.

Camp, C. J. und Skrajner, M. J. (2004): Resident-Assisted Montessori Programming (RAMP): training persons with dementia to serve as group activity leaders. *The Gerontologist 44*, 426–431.

Chaudhury, H. (2003): Remembering home through art. *Alzheimer's Care Quarterly 4*, 2, 119–124.

Cheston, R. (1998): Psychotherapeutic work with people with dementia: a review of the literature. *British Journal of Medical Psychology 71*, 3, 211–231.

Clare, L. (2002): We'll fight as long as we can: coping with the onset of Alzheimer's disease. *Ageing and Mental Health* 6, 139–148.

Clare, L., Baddeley, A., Moniz-Cook, E. und Woods, R. (2003): A quiet revolution. *The Psychologist 16*, 250–254.

Coaten, R. (2001): Exploring reminiscence through dance and movement. *Journal of Dementia Care 9*, 5, 19–22.

Cohen-Mansfield, J. (2005): Nonpharmacological interventions for persons with dementia. *Alzheimer's Care Quarterly* 6, 2, 129–145.

DASN International www.dasninternational.org. Accessed 24 October 2006.

Department of Health (DH) (2001a): *National Service Framework for Older People*. London: DH.

Department of Health (2001b): *The Essence of Care – Patient Focused Benchmarking for Health Care Practitioners*. London: DH.

Department of Health (2005): *Everybody's Business: Integrated Mental Health Services for Older Adults, A Service Development Guide*. London: Care Services Improvement Partnership (CSIP).

Downs, M. (1997): The emergence of the person in dementia research. *Ageing and Society 17*, 597–607.

Feil, N. (1993): *The Validation Breakthrough*. Cleveland: Health Professions Press.
[Dt. Ausgabe]: Feil, N. (1993): Validation in Anwendung und Beispielen. Der Umgang mit verwirrten alten Menschen. 5., aktualisierte Aufl. 2007. München: Reinhardt Verlag.

Finnema, E., Droes, R.-M., Ribbe, M. und van Tilburg, W. (2000): The effects of emotion-oriented approaches in the care for persons suffering from dementia: a review of the literature. *International Journal of Geriatric Psychiatry 15*, 2, 141–161.

Finnema, E., Droes, R.-M., Ettema, T., Ooms, M., Ader, H., Ribbe, M. und van Tilburg, W. (2005): The effect of integrated emotion-oriented care versus usual care on elderly persons with dementia in the nursing home and on nursing assistants: a randomized clinical trial. *International Journal of Geriatric Psychiatry 20*, 4, 330–343.

Garner, P. (2004): A SPECAL place to keep. *Journal of Dementia Care 12*, 3, 11–12.

Gibson, S. (2005): A personal experience of successful doll therapy. *Journal of Dementia Care 13*, 3, 22.

Gigliotti, C. M., Jarrott, S. E. und Yorgason, J. (2004): Harvesting health: effects of three types of horticultural therapy activities for persons with dementia. *Dementia 3*, 2, 161–170.

Goldsmith, M. (1996): *Hearing the Voice of People with Dementia*. London: Jessica Kingsley Publishers.

Gubrium, J. (1989): Emotive work and emotive discourse in the Alzheimer's disease experience. *Current Perspectives on Ageing and the Life Cycle 3*, 243–268.

Hawkins, A. H. (2005): Epiphanic knowledge and medicine. *Cambridge Quarterly of Health Economics 14*, 1, 40–60.

Help the Aged (2006): *My Home Life: Quality of Life in Care Homes*. London: Help the Aged.
Holden, U. P. und Woods, R. T. (1988): *Reality Orientation: Psychological Approaches to the Confused Elderly*. Edinburgh: Churchill Livingstone.
Hughes, J. C. (2001): Views of the person with dementia. *Journal of Medical Ethics 27*, 86–91.
Innes, A. (ed.) (2003): *Dementia Care Mapping: Applications across Cultures*. Baltimore: Health Services Press.
[Dt. Ausgabe]: Innes, A. (Hrsg.) (2004): Die Dementia Care Mapping Methode. Bern: Verlag Hans Huber.
Innes, A., MacPherson, S. und McCabe, L. (2006): *Promoting Person Centred Care at the Front Line*. York: Joseph Rowntree Foundation.
Jarrott, S. E. und Bruno, K. (2003): Intergenerational activities involving persons with dementia: an observational assessment. *American Journal of Alzheimer's Disease and Other Dementias 18*, 1, 31–37.
Keady, J. (1996): The experience of dementia: a review of the literature and implications for nursing practice. *Journal of Clinical Nursing 5*, 275–288.
Killick, J. und Allan, K. (2001): *Communication and the Care of People with Dementia*. Buckingham: Open University Press.
Killick, J. und Allan, K. (2006): The Good Sunset Project: Making contact with those close to death *Journal of Dementia Care 14*, 1, 22–24
King's Fund (1986): *Living Well into Old Age: Applying Principles of Good Practice to Services for Elderly People with Severe Mental Disabilities*. London: King's Fund.
Kitwood, T. (1987a): Dementia and its pathology: in brain, mind or society? *Free Associations 8*, 81–93.
Kitwood, T. (1987b): Explaining senile dementia: the limits of neuropathological research. *Free Associations 10*, 117–140.
Kitwood, T. (1988): The technical, the personal and the framing of dementia. *Social Behaviour 3*, 161–180.
Kitwood, T. (1989): Brain, mind and dementia: with particular reference to Alzheimer's disease. *Ageing and Society 9*, 1, 1–15.
Kitwood, T. (1990a): The dialectics of dementia: with particular reference to Alzheimer's disease. *Ageing and Society 10*, 177–196.
Kitwood, T. (1990b): Understanding senile dementia: a psychobiographical approach. *Free Associations 19*, 60–76.
Kitwood, T. (1993a): Person and process in dementia. *International Journal of Geriatric Psychiatry 8*, 7, 541–546.
Kitwood, T. (1993b): Towards a theory of dementia care: the interpersonal process. *Ageing and Society 13*, 1, 51–67.
Kitwood, T. (1993c): Discover the person, not the disease. *Journal of Dementia Care 1*, 1, 16–17.
Kitwood, T. (1995a): Positive long-term changes in dementia: some preliminary observations. *Journal of Mental Health 4*, 2, 133–144.
Kitwood, T. (1995b): Building up the mosaic of good practice. *Journal of Dementia Care 3*, 5, 12–13.
Kitwood, T. (1997a): *Dementia Reconsidered: The Person Comes First*. Buckingham: Open University Press.
[Dt. Ausgabe]: Kitwood, T. (2005): Demenz. Der personenzentrierte Ansatz im Umgang mit verwirrten Menschen. 5. Aufl., Bern: Verlag Hans Huber.
Kitwood, T. (1997b): The uniqueness of persons with dementia. In M. Marshall (ed.): *State of the Art in Dementia Care*. London: Centre for Policy on Ageing.
Kitwood, T. (1997c): The experience of dementia. *Ageing and Mental Health 1*, 13–22.
Kitwood, T. und Benson, S. (eds.) (1995): *The New Culture of Dementia Care*. London: Hawker Publications.
Kitwood, T. und Bredin, K. (1992a): Towards a theory of dementia care: personhood and wellbeing. *Ageing and Society 12*, 269–287.

Kitwood, T. und Bredin, K. (1992b): A new approach to the evaluation of dementia care. *Journal of Advances in Health and Nursing Care 1*, 5, 41–60.

Kitwood, T. und Bredin, K. (1992c): *Person to Person: A Guide to the Care of Those with Failing Mental Powers.* Essex: Gale Centre Publications.

Marshall, M. (2001): The challenge of looking after people with dementia. *British Medical Journal 323*, 410–411.

May, H. und Edwards, P. (in press due 2007): *Person Centred Care Planning: The Milestones Templates.* London: Jessica Kingsley Publishers.

Mezey, M., Boltz, M., Esterton, J. und Mitty, E. (2005): Evolving models of geriatric nursing care. *Geriatric Nursing 26*, 1, 11–15.

Moniz-Cook, E., Stokes, G. und Agar, S. (2003): Difficult behavior and dementia in nursing homes: five cases of psychosocial intervention. *Clinical Psychology and Psychotherapy 10*, 3, 197–208.

Morrisey, M. V. (2006): Alzheimer's care for people with and affected by dementia. *Nursing Times 102*, 15, 29–31.

Morton, I. (1999): *Person-centred Approaches to Dementia Care.* Bicester: Winslow Press Ltd. [Dt. Ausgabe]: Morton, I. (2002): Die Würde wahren. Personenzentrierte Ansätze in der Betreuung von Menschen mit Demenz. Stuttgart: Klett-Cotta.

Mozley, C. G., Huxley, P., Sutcliffe, C., Bagley, H., Burns, A., Challis, D. und Cordingley, L. (1999): «Not knowing where I am doesn't mean I don't know what I like»: cognitive impairment and quality of life responses in elderly people. *International Journal of Geriatric Psychiatry 14*, 776–783.

Noelker, L. S. und Ejaz, F. K. (2005): Training direct care workers for person-centered care. *Public Policy and Ageing Report 15*, 4, 1–19.

Nolan, M., Davies, S. und Grant, G. (2001): *Working with Older People and Their Families: Key Issues in Policy and Practice.* Buckingham: Open University Press.

Orrell, M., Spector, A., Thorgrimsen, L. und Woods, B. (2005): A pilot study examining the effectiveness of Maintenance Cognitive Stimulation Therapy (MCST) for people with dementia. *International Journal of Geriatric Psychiatry 20*, 5, 446–451.

Orsulic-Jeras, S., Judge, K. S. und Camp, C. J. (2000): Montessori-based activities for long-term care residents with advanced dementia: effects on engagement and affect. *The Gerontologist 40*, 1, 107–111.

Packer, T. (1996): Shining a light on simple, crucial details. *Journal of Dementia Care 4*, 6, 22–3, Nov/Dec.

Perrin, T., und May, H. (1999): *Well-being in Dementia. An Occupational Approach for Therapists and Carers.* Edinburgh: Churchill Livingstone.

Pioneer Network www.pioneernetwork.net. Accessed 24 October 2006.

Post, S. (1995): *The Moral Challenge of Alzheimer's Disease.* Baltimore: Johns Hopkins University Press.

Pulsford, D., Rushforth, D. und Connor, I. (2000): Woodlands therapy: an ethnographic analysis of a small-group therapeutic activity for people with moderate of severe dementia. *Journal of Advanced Nursing 32*, 3, 650–657.

Rader, J., Doan, J., Schwab, M. (1985): How to decrease wandering, a form of agenda behaviour. *Geriatric Nursing 6*, 4, 196–199.

Rogers, C. R. (1961): *On Becoming a Person.* Boston: Houghton Mifflin. [Dt. Ausgabe]: Rogers, CR. (1983): Entwicklung der Persönlichkeit. Stuttgart: Klett-Cotta.

Romero, B. (2004): Selbsterhaltungstherapie: Konzept, klinische Praxis und bisherige Ergebnisse. Zeitschrift für Gerontopsychologie 17(2), 119–134.

Sabat, S. (1994): Excess disability and malignant social psychology: a case study in Alzheimer's disease. *Journal of Community and Applied Psychology 4*, 157–166.

Sabat, S. (2001): *The Experience of Alzheimer's Disease: Life through a Tangled Veil.* Oxford: Blackwell.

Sherratt, K., Thornton, A. und Hatton, C. (2004a): Music interventions for people with dementia: a review of the literature. *Aging and Mental Health 8*, 1, 3–12.

Sherratt, K., Thornton, A. und Hatton, C. (2004b): Emotional and behavioural responses to music in people with dementia: an observational study. *Aging and Mental Health 8*, 3, 233–241.

Smallwood, J., Brown, R., Coulter, F., Irvine, E. und Copland, C. (2001): Aromatherapy and behaviour disturbances in dementia: a randomized controlled trial. *International Journal of Geriatric Psychiatry 16*, 10, 1010–1013.

Stokes, G. (2000): *Challenging Behaviour in Dementia: a Person-centred Approach*. Bicester: Speechmark Publishing.

Stokes, G. und Goudie, F. (1990): *Working with Dementia*. Bicester: Winslow Press.

Stokes, G. und Goudie, F. (2003): *A Handbook of Dementia Care*. Chichester: John Wiley and Sons.

Thomas, W. H. (1996): *Life Worth Living: How Someone you Love can Still Enjoy Life in a Nursing Home. The Eden Alternative in Action*. Acton, MA: Vanderwyk and Burnam.

Thorgrimsen, L., Spector, A., Wiles, A. und Orrell, M. (2004): *Aromatherapy for Dementia (Cochrane Review)*. The Cochrane Library, Issue 2. Oxford: John Wiley and Sons Ltd.

Trilsbach, J. (2002): Mary teaches us that caring is a continual learning process. *Journal of Dementia Care 10*, 3, 22–26.

Verity, J. und Kuhn, D. (in press): *The Art of Good Dementia Care: A Guide for Direct Care Staff in Residential Settings*. New York: Thomas Delmar.

Verkaik, R., Van Weert, J. C. M. und Francke, A. L. (2005): The effects of psychosocial methods on depressed, aggressive and apathetic behaviors of people with dementia: a systematic review. *International Journal of Geriatric Psychiatry 20*, 4, 301–314.

Woods, B., Spector, A., Jones, C., Orrell, M. und Davies, S. (2005): Reminiscence therapy for dementia (Cochrane Review). The Cochrane Database of Systematic Reviews 2005, 2, Art.no.CD 001120. DOI:10.1002/ 14651858.CD001120. (supplement 1), S7–S16.

Stand: August 2007

Deutschsprachiges Literaturverzeichnis

Abt-Zegelin, A.; Rüsing, D. (2006): Die Situation der Pflege Demenzkranker in Deutschland. Die Krankenversicherung 12, 331–334.

Arens, F. (2005): Kommunikation zwischen Pflegenden und dementierenden alten Menschen. Frankfurt am Main: Mabuse-Verlag.

Arens, F. (2003): «Lebensweltlich-kommunikatives Handeln»: Ein Ansatz zur Situationsbewältigung zwischen Pflegenden und dementierenden alten Menschen? In: Pflege und Gesellschaft 8 (2), 68–73.

Baer, U. (2007): Innenwelten der Demenz: Das SMEI-Konzept. Neukirchen-Vluyn: Affenkönig.

Bartholomeyczik, S.; Halek, M. (2004): Assessmentinstrumente in der Pflege: Möglichkeiten und Grenzen. Hannover: Schlütersche.

Bartholomeyczik, S.; Halek, M. (2006): Verstehen und Handeln. Hannover: Schlütersche.

Bauer, J. (2002): Psychobiologie der Alzheimer-Krankheit: Wirklichkeitskonstruktion und Beziehungsgestaltung. In: Integrierte Medizin, Uexküll T. v., Geigges W., Plassmann R., Stuttgart: Schattauer Verlag, 157–175.

Bell, V.; Troxel, D. (2004): Personzentrierte Pflege bei Demenz. München: Reinhardt Verlag.

Beyer, G. (2002): Wirklichkeitserleben eines dementen alten Menschen, Pflege 15 (3), 122–130.

Bosch, C. F. M. (1998): Vertrautheit: Studie zur Lebenswelt dementierender alter Menschen. Wiesbaden: Ullstein Medical.

Boss, E.; Glaser, T. (2006): Einführung des Pflegemodells nach Böhm: Die Biographie begründet das Verhalten, Pflege Zeitschrift 59 (1), 40–43.

Carol Bowlby Sifton, C. (2008): Das Demenz-Buch – Ein «Wegbegleiter» für Angehörige und Pflegende. Bern: Verlag Hans Huber.

Bradford Dementia Group (1997): Pflege von Menschen mit Demenz evaluieren. Die DCM-Methode, 7. Aufl. Witten: Priv. Universität Witten/Herdecke.

Bradford Dementia Group (2008): Pflege von Menschen mit Demenz evaluieren. Die DCM-Methode, 8. Aufl. Witten: Priv. Universität Witten/Herdecke (im Druck).

Brooker, D., Surr, C. (2008): Dementia Care Mapping. Grundlagen und Praxis. Witten: Priv. Universität Witten/Herdecke (im Druck).

Bundesministerium für Familie, Senioren, Frauen und Jugend (Hrsg.) (2001): Qualität in der stationären Versorgung Demenzkranker. Stuttgart: Kohlhammer.

Bundesministerium für Gesundheit (Hrsg.) (2007): Rahmenempfehlungen zum Umgang mit herausforderndem Verhalten bei Menschen mit Demenz in der stationären Altenhilfe. Berlin: Bundesministerium für Gesundheit.

Chapman, A.; Jackson, GA.; McDonald, C. (2004): Wenn Verhalten uns herausfordert … Stuttgart: Demenz Support.

Diakonisches Werk Württemberg (Hrsg.) (2004), Bär, M.: Demenzkranke Menschen im Pflegeheim besser begleiten. Hannover: Schlütersche.

DeSSorientiert (2006): «Hearing the Voice of People with dementia». Dessorientiert 1, Stuttgart: Demenz Support Stuttgart.

Deutsche Alzheimer Gesellschaft e.V. (Hrsg.) (2001): Stationäre Versorgung von Alzheimer-Patienten, 3. Auflage. Berlin: Deutsche Alzheimer Gesellschaft.

Dürrmann, P. (2001): Besondere stationäre Dementenbetreuung. Hannover: Vincentz Network.

Dürrmann, P. (2005): Besondere stationäre Dementenbetreuung II. Hannover: Vincentz Network.

Feil, N. (2007): Validation in Anwendung und Beispielen. Der Umgang mit verwirrten alten Menschen. 5., aktualisierte Aufl. München: Reinhardt Verlag.

Franke, L (2006): Demenz in der Ehe: Über die verwirrende Gleichzeitigkeit von Ehe- und Pflegebeziehung. Frankfurt: Mabuse-Verlag.

Gebert, A.; Kneubühler, H.-U. (2003): Qualitätsbeurteilung und Evaluation der Qualitätssicherung in Pflegeheimen. 2. Aufl., Bern: Verlag Hans Huber.

Grond, E. (2000): Altenpflege als Beziehungspflege. 2. Aufl., Hannover: Brigitte Kunz Verlag.

Gröning, K. (2001): Entweihung und Scham. Grenzsituationen in der Pflege alter Menschen. Frankfurt am Main: Mabuse Verlag.

Gröning, K.; Kunstmann, A.-C. (Hrsg.) (2004): Pflegegeschichten: Pflegende Angehörige schildern ihre Erfahrungen. Frankfurt: Mabuse Verlag.

Held, Chr. (2004): Das demenzgerechte Heim. Basel: Karger.

Innes, A. (Hrsg.) (2004): Die Dementia Care Mapping Methode (DCM). Bern: Verlag Hans Huber.

Institut für Sozialforschung und Sozialwirtschaft e.V. (2005): Menschen mit Demenz: Wegweisende Impulse für die häusliche Pflege und Betreuung. Saarbrücken: Institut für Sozialforschung und Sozialwirtschaft e.V.

Hennig A.; Riesner C.; Schlichting, R.; Zörkler, M. (2006): Qualitätsentwicklung in Pflegeeinrichtungen durch Dementia Care Mapping? Saarbrücken: Institut für Sozialforschung und Sozialwirtschaft e.V.

Kämmer, K. (2002): Der Beitrag professioneller Pflege zur Lebensweltgestaltung von Menschen mit Demenz. Zeitschrift für Gerontologie und Geriatrie 35 (3), 186–189.

Kitwood, T. (2005): Demenz. Der personenzentrierte Ansatz im Umgang mit verwirrten Menschen. 4. Aufl., Bern: Verlag Hans Huber.

Klessmann, E. (2006): Wenn Eltern Kinder werden und doch Eltern bleiben: Die Doppelbotschaft der Altersdemenz, 6. Aufl., Bern: Verlag Hans Huber.

Koch-Straube, U. (2003): Fremde Welt Pflegeheim. 2. Aufl., Bern: Verlag Hans Huber.

Kojer, M. (2006): Palliative Betreuung von Menschen mit Demenz: Die Güte der Beziehung bestimmt die Güte der Pflege. Pflege Zeitschrift 59 (3), 161–163.

Kolb, Chr. (2004): Nahrungsverweigerung bei Demenzkranken. PEG-Sonde ja oder nein? Frankfurt am Main: Mabuse-Verlag.

Landesinitiative Demenz-Service NRW (Hrsg.) (2005): «Wie geht es Ihnen?» – Konzepte und Materialien zur Einschätzung des Wohlbefindens von Menschen mit Demenz. Köln: Kuratorium Deutsche Altershilfe.

Menzen, K.-H. (2004): Kunsttherapie mit altersverwirrten Menschen. München: Reinhardt Verlag.

Morton, I. (2002): Die Würde wahren. Personenzentrierte Ansätze in der Betreuung von Menschen mit Demenz. Stuttgart: Klett-Cotta.

Müller-Hergl, C. (2004): Aus Sicht des Subjektiven. In: Im Brennpunkt: Lebensqualität/Pflegequalität. Demenz Support Stuttgart (Hrsg.). Stuttgart: Demenz Support Stuttgart, 105–130.

Pörtner, M. (2004): Ernstnehmen-Zutrauen-Verstehen. Stuttgart: Klett-Cotta.

Pörtner, M.: (2005): Alt sein ist anders. Personenzentrierte Betreuung von alten Menschen. Stuttgart: Klett-Cotta.

Powell, J. (2002): Hilfen zur Kommunikation bei Demenz. Köln: Kuratorium Deutsche Altershilfe.

Prouty, G.; Pörtner, M.; Van Werde, D. (1989): Prä-Therapie. Stuttgart: Klett-Cotta.

Re, S. (2003): Erleben und Ausdruck von Emotionen bei schwerer Demenz. Hamburg: Verlag Dr. Kovac.

Renneke, S. (2005): Verhaltens- und Kommunikationsformen dementer Menschen im Pflegeheimalltag. Dorsten: Verlag Ingrid Zimmermann.

Robert Bosch Stiftung (Hrsg.) (2007): Gemeinsam für ein besseres Leben mit Demenz, 7 Bd. Bern: Verlag Hans Huber.

Rogers, C. R. (1983): Entwicklung der Persönlichkeit. Stuttgart: Klett-Cotta.

Romero, B. (2004): Selbsterhaltungstherapie: Konzept, klinische Praxis und bisherige Ergebnisse. Zeitschrift für Gerontopsychologie 17 (2), 119–134.

Rüsing, Detlef (2004): Die Interraterreliabilität der Verhaltens- und Wohlbefindlichkeitskodierung des Beobachtungsinstrumentes Dementia Care Mapping (DCM) (Masterthesis). Witten: Universität Witten/Herdecke.

Schwerdt, R. (Hrsg.) (2005): Prävention in der Pflege und Betreuung von Menschen mit Demenz. Konzepte und Modelle zur Qualifikation und Kooperation. Frankfurt: Fachhochschulverlag.

Schwerdt, R. (2005) Lernen der Pflege von Menschen mit Demenz bei Alzheimer-Krankheit. Zeitschrift für Medizinische Ethik 51, 59–75.

Stuhlmann, W. (2004): Demenz – wie man Bindung und Biographie einsetzt. München: Reinhardt Verlag.

Tackenberg, P.; Abt-Zegelin, A. (Hrsg.) (2000): Demenz und Pflege: Eine interdisziplinäre Betrachtung. Frankfurt am Main: Mabuse Verlag.

Uhlmann, P.; Uhlmann, M. (2006): Was bleibt …: Menschen mit Demenz. edition uhlensee.

Weyerer, S; Schäufele, M. (2006): Demenzkranke Menschen in Pflegeeinrichtungen. Stuttgart: Kohlhammer.

Welling, K. (2005): Interaktionen in der Pflege von Menschen mit Demenz, Heft 16. Brake: Prodos Verlag.

Wilhelm, H-J. (1998): Gefangene ihrer Wahrheit. Pflege 11 (5), 275–280.

Wissmann P (Hrsg.) (2004): Werkstatt Demenz. Hannover: Vincentz Verlag.

Zieres, G.; Weibler, U. (Hrsg.) (2007): Herausforderung Demenz: Optimierung der Versorgung von Menschen mit Demenzerkrankung. Dienheim: IATROS Verlag.

Zusammenstellung: Detlef Rüsing, Christian Müller Hergl, Stand: Juli 2007

Adressenverzeichnis

Verzeichnis der Internetnetadressen

- www.deutsche-alzheimer.de: Seite der deutschen Alzheimergesellschaft
- www.dialogzentrum-demenz.de: Seite des «Dialogzentrum Demenz» an der Privaten Universität Witten/Herdecke. Wissenschaftlicher Arbeitsplatz der Herausgeber
- www.demenz-service-nrw.de: Landesinitiative Demenz-Service Nordrhein-Westfalen
- www.kda.de: Kuratorium Deutsche Altershilfe
- www.dcm-deutschland.de: Offizielle deutsche Seite des DCM-Verfahrens unter der Trägerschaft der Privaten Universität Witten/Herdecke
- www.demenz-support.de: Verstetigung des Wissenstransfers zwischen Wissenschaft und Praxis
- www.pflegen-demenz.de: Erste deutschsprachige Fachzeitschrift für die professionelle Pflege von Personen mit Demenz
- www.wg-qualitaet.de: vom Bundesministerium für Familie, Senioren, Frauen und Jugend gefördertes Modellprojekt zur Qualitätssicherung in ambulant betreuten Wohngemeinschaften für Menschen mit Demenz
- www.aktion-demenz.de: aus der Initiative «Gemeinsam für ein besseres Leben mit Demenz» der Robert-Bosch-Siftung gegründeter Verein

Zusammenstellung: Detlef Rüsing, Christian Müller Hergl, Stand: Juli 2007

Autoren- und Autorinnenverzeichnis

Die deutschen Herausgeber

Christian Müller-Hergl arbeitet am Dialogzentrum Demenz des Instituts für Pflegewissenschaft an der Universität Witten/Herdecke als wissenschaftlicher Mitarbeiter; zudem nimmt er die Rolle des strategischen Partners der Universität Bradford für die Implementierung des DCM-Verfahrens in Deutschland wahr. An der «In Via» Akademie in Paderborn leitet er den Lehrgang «Fachkraft für Gerontopsychiatrie». Er ist ständiger Mitarbeiter des Tertianums ZfP in der Schweiz. Supervision, Organisationsberatung und Fortbildungen zu verschiedenen Themen aus dem Arbeitsfeld Demenz bilden weitere Schwerpunkte seiner Arbeit. Er hat an der Aktion «Gemeinsam für ein besseres Leben von Menschen mit Demenz» der Robert Bosch Stiftung mitgewirkt und war Mitglied der Arbeitsgruppe zur Entwicklung der Rahmenempfehlungen für den Umgang mit herausforderndem Verhalten bei Menschen mit Demenz (Forschungsbericht 007 des BMG). Christian Müller-Hergl hat das Buch *Dementia Reconsidered* von Tom Kitwood in deutscher Sprache herausgegeben.
Kontakt: herglboecklin27@aol.com

Detlef Rüsing ist examinierter Altenpfleger und Pflegewissenschaftler (BScN; MScN) mit langjähriger Berufserfahrung in der praktischen Altenpflege. Er leitet das Dialogzentrum Demenz (www.dialogzentrum-demenz.de) an der Universität Witten/Herdecke in Deutschland und arbeit als Pflegewissenschaftler an Universitäten und Weiterbildungszentren im In- und Ausland. Des Weiteren ist er freiberuflich als DCM-Trainer und DCM-Anwender sowie als Fort- und Weiterbildner tätig; letzteres vor allen zu den Themen «Umgang mit herausforderndem Verhalten», Assessmentverfahren, Erfassung von Lebensqualität und person-zentrierte Pflege bei Menschen mit Demenz.

Detlef Rüsing ist Fachautor und Herausgeber der ersten deutschsprachigen Fachzeitschrift zur Pflege von Personen mit Demenz «pflegen: Demenz» beim Kallmeyer-Verlag (www.pflegen-demenz.de) in Velber/Hannover (D).
Kontakt: druesing@t-online.de oder detlef.ruesing@uni-wh.de;
www.pflegen-mit-wissen.de

Die Autorin

Professor Dawn Brooker schloss ihr Studium als klinische Psychologin im Jahr 1984 an der University of Birmingham ab. Innerhalb eines Zeitraumes von 20 Jahren war sie in zahlreichen klinischen, akademischen und leitenden Posten in Einrichtungen für ältere Menschen beschäftigt. Sie zeigte akademische sowie klinische Leistungs- und Leitungsfähigkeit im Bereich von Studien über Demenz und ist bekannt für ihr Wissen über Praxisentwicklung in person-zentrierter Pflege demenzkranker Menschen. Professor Brooker befasste sich in ihrer Doktorarbeit mit der Qualitätsverbesserung von Einrichtungen für Demenzkranke inklusive einer Evaluation der Wirksamkeit des DCM innerhalb des «National Health Service».

Im Jahr 2001 wurde sie von der Bradford Dementia Group eingeladen, die Nachfolge Tom Kitwoods anzutreten. Aufgrund des steigenden internationalen Interesses richtete sie eine internationale DCM-Implementierungsgruppe mit weltweiten strategischen Partnerschaften ein. Sie führte weltweit Praxis-Workshops und sprach auf Konferenzen, um die Implementierung der person-zentrierten Pflege für demenzkranke Menschen voranzutreiben.

Brookers aktuelle Forschung mit dem «ExtraCare Charitable Trust» beschreibt und evaluiert einen kompletten Systemansatz für die Unterstützung Demenzkranker in der Langzeitpflege und führte zur Entwicklung des «Enriched Opportunities Programme». Derzeit führt sie eine cluster-randomisierte kontrollierte Studie an älteren Menschen mit psychischen Gesundheitsproblemen unter Benutzung des «Enriched Opportunities Programme» durch.

Die Arbeit mit dem CSCI (Commission for Social Care Inspection) gipfelt in einer neuen Beobachtungsmethode und einem neuen Training für die DCM-Beobachter, die die Pflegeeinrichtungen untersuchen. Das Instrument SOFI (Short Observation Framework for Inspection) wird gegenwärtig in alle Beobachtungen/Untersuchungen von spezialisierten Demenz-Pflegeeinrichtungen Englands eingeführt und eine großangelegte Studie in Demenz-Pflegeheimen, die das SOFI benutzen, ist geplant.

Brookers aktuelles Buch über person-zentrierte Pflege Demenzerkrankter wurde 2007 veröffentlicht. Dort wurde die Bedeutung person-zentriert für Betroffene, ihre Familien und Pflegeeinrichtungen/Pflegeerbringer neu bestimmt und somit wiederbelebt.

Quelle: www.brad.ac.uk/akad/health/dementia/staff.php?showstaff=brooker_dj [Stand 18.10.2007] [Übersetzung durch den Verlag]

Sachwortverzeichnis